Dr. Andrea Flemmer

Blutzuckerwerte verstehen – Diabetes heilen

DR. ANDREA FLEMMER

BLUTZUCKERWERTE VERSTEHEN – DIABETES HEILEN

Schutz und Neustart für die Bauchspeicheldrüse

Mit 5-Wochen-Plan

GOLDEGG

Fotorechte Autorenfoto: Dr. Andrea Flemmer
Rechte Umschlag: Kathrin Steigerwald, Hamburg unter Verwendung von Motiven Adobe Stock/Alex Blogoodf

Der Verlag und seine Autor:innen sind für Reaktionen, Hinweise oder Meinungen dankbar. Bitte wenden Sie sich diesbezüglich an verlag@goldegg-verlag.com.

Der Goldegg Verlag achtet bei seinen Büchern und Magazinen auf nachhaltiges Produzieren. Goldegg-Bücher sind umweltfreundlich produziert und orientieren sich in Materialien, Herstellungsorten, Arbeitsbedingungen und Produktionsformen an den Bedürfnissen von Gesellschaft und Umwelt.

ISBN: 978-3-99060-454-0

Unter den Linden 21 • D-10117 Berlin
Telefon: +49 800 505 43 76-0

Goldegg Verlag GmbH, Österreich
Mommsengasse 4/2 • A-1040 Wien
Telefon: +43 1 505 43 76-0

E-Mail: office@goldegg-verlag.com
www.goldegg-verlag.com

Layout, Satz und Herstellung: Goldegg Verlag GmbH, Wien
Printed in the EU

Inhaltsverzeichnis

Vorwort

Blutzuckerwerte verstehen – Diabetes heilen

Diabetes ist unangenehm, sowohl Typ 1 als auch 2. Der Vorteil von Typ 2 ist, dass man ihn einschränken und möglicherweise sogar reduzieren und ganz wegbekommen kann. Die Möglichkeiten dafür findest du in diesem Buch.

Dadurch, dass viele unter Diabetes Typ 2 leiden, wird auch viel daran geforscht. So fand man heraus, dass man hartnäckige Wunden mit der Haut von Fischen kurieren kann!

Wenn du vom Arzt kommst, hast du vermutlich viele Zahlen gehört und die Analyseergebnisse sind ebenfalls gespickt davon. Daher findest du hier ein ganzes Kapitel, das dir hilft, die Zahlen zu verstehen und gewinnbringend für dich zu nutzen. Durch diese Möglichkeit kannst du deine Werte immer wieder überprüfen und zum guten Verlauf deiner Diabeteserkrankung beitragen.

Wie gefährlich Zucker ist, erfährst du gleich im ersten Teil von dem Fernsehjournalisten Jenke von Willmsdorff. Die genaueren Daten und Alternativen lernst du im Teil IV und IX kennen. Schließlich liest du bei den Folgeerkrankungen von der Vielzahl der möglichen Begleiterscheinungen von Diabetes und wie man sich selbst helfen kann. Einiges aus diesem Buch verweist auf meinem ersten Selbsthilferatgeber Diabetes (s. Quellen im Anhang, Flemmer). Dort kannst du auch vieles nachlesen, was in diesem Ratgeber keinen Platz mehr gefunden hat.

Es ist gar nicht so schwer, Diabetes Typ 2 loszuwerden – und es geht nicht nur darum, Gewicht zu verlieren, um nur ein Beispiel zu nennen.

In diesem Sinne wünsche ich dir alles, alles Gute

Dr. Andrea Flemmer

I.

Das Zucker-Experiment

Der bekannte Fernsehjournalist Jenke von Wilmsdorff hat sich mit dem Thema Zucker beschäftigt. Er aß einige Zeit 1 kg Zucker am Tag und wollte wissen, wie lange sein Körper das aushält. Sein Körper hätte das vielleicht noch länger ausgehalten, aber er selbst nicht: Er brach das Experiment nach 11 Tagen ab. Er hatte Kopfschmerzen, Sodbrennen, es war ihm übel und er bekam Durchfall. Es schien wirklich so, als wolle sein Körper die Zuckerlast wieder loswerden.

Sein Kollege Krenz Corny nahm ebenfalls an diesem Experiment teil, allerdings ohne Zucker zu essen. Jenke fand allerdings, dass er schon normalerweise jede Menge ungesundes Zeug in sich »reinstopft«. Er meinte, er kenne keinen anderen, der so viel Junk-Food isst und er beobachtet das seit 15 Jahren! Das Ergebnis sind 119,2 kg auf der Waage, während Jenke 82,3 kg wog.

Während dieses Experiments nahm Krenz weniger als 5 g Zucker pro Tag zu sich, also auch keine Kohlenhydrate, stattdessen Eier, Sahne, Blattsalat und andere Rohkost, Fleisch, Gemüse, Tomaten. Das bedeutet auch, dass er wacher war als Jenke, denn Proteine (Eiweiß) machen munter, während Kohlenhydrate müde machen. Jenke aß Zucker, Corny Magerquark. Dr. Thomas Kurscheid begleitete das Experiment.

Schon nach 3 Tagen wurde bei Jenke ein leichter Prädiabetes festgestellt. Das lässt sich normalerweise aber wieder rückgängig machen: mit wenig Kohlenhydraten und viel Bewegung.

Jenke war das, was man neudeutsch einen TOFI nennt:

Thin Outside, Fat Inside. Äußerlich schlank, aber Fett am Bauch. Das nennt man auch das Ruhestandssyndrom – zu wenig bewegen, falsch essen. Und das ist das schlimme Fett, denn Bauchfett macht krank!

Das gehört auch zum Metabolischen Syndrom (siehe nächstes Kapitel): Wenn man zunimmt, gehen die Cholesterinwerte hinauf, ebenso die Triglycerid-Werte. Bauchfett entsteht, die Zuckerwerte steigen, Bluthochdruck kommt hinzu, Diabetes kann sich entwickeln. 40% der Deutschen im Alter von Jenke (50- bis 70-Jährige) leiden darunter.

Ganz klar: Zucker ist der Haupttreiber für Diabetes Typ 2. Die Folgen: Herzinfarkt und Schlaganfälle drohen, die Beine werden schlechter durchblutet etc. Zucker hat im Gehirn angeblich dieselbe Wirkung wie Kokain – er macht süchtig und krank. Tatsache ist, dass Zucker im Blut schlecht für die Gefäße ist, mit den Folgen Herzinfarkt, Schlaganfall, Nierenprobleme, Augenprobleme bis hin zur Erblindung oder dem diabetischen Fuß bis hin zur Amputation.

Isst du viel Zucker, baut ihn die Leber in Fett (Triglyceride) um. Die Leber häuft das Fett an mit der Folge, dass die Leberenzyme zunehmen. Man wird müde. Außerdem besteht die Gefahr einer Verkalkung und einer Thrombose. Deshalb empfiehlt der Arzt Aspirin, um das Blut zu verdünnen.

Wir können 5 TL Zucker am Tag verstoffwechseln, essen aber 15 TL täglich.

Am 4. Tag des Experiments zog Jenke Dr. Ruth Hanssen vom MPI für Stoffwechselforschung Köln hinzu. Sie ist Diabetologin und Stoffwechselexpertin und weist darauf hin, dass vor allem der Langzeitwert problematisch ist. Jenke trank – auch schon vor dem Experiment – gerne viel Eistee. Während des Versuchs waren es 6 Dosen täglich – das bedeutet eine extreme Zuckerzufuhr. Er hatte hohe Leberwerte, hohe Blutfettwerte und damit ein hohes Risiko, mit 50 bis 60 Jahren einen Herzinfarkt zu erleiden.

Um falsche Gewohnheiten dauerhaft zu ändern, benötigt man oft ein Jahr, mit zwei Jahren Nachsorge. Viele schaffen es nicht: 80% der Menschen nehmen wieder zu und können ihr reduziertes Gewicht nicht halten.

Das Problem ist auch, dass bei uns jedes Fest zum Zuckerfest wird, z. B.: Kindergeburtstag, kulturelle Feste wie Weihnachten oder Fasching. Wann immer es etwas zu feiern gibt, ist Zucker im Spiel. Damit werden auch die Risiken verharmlost. Leider werden schon Kinder falsch programmiert. Lässt man sie allein einkaufen, greifen sie sehr gerne zu süßen Produkten. Ließe man sie die Einkäufe essen, müsste man vermutlich einen Arzt holen. Viele bunte Verpackungen mit Comics darauf – da ist man relativ schnell bei 1 kg Zucker.

Betrachtet man die Situation aus Sicht der Evolution, ist der Hang zu Süßem durchaus sinnvoll, denn süße Pflanzen sind in der Regel nicht giftig und liefern Energie. Aber: Zu diesen Pflanzen kam zu Beginn der Lebensgeschichte des Menschen kein zusätzlicher Zucker hinzu.

Die Süße beeinflusst auch unsere Stimmung. Das funktioniert über den Neurotransmitter (Botenstoff) Dopamin. Bereits wenige Gramm Zucker reichen aus, um unser Gehirn auf Zucker zu programmieren. Prof. Marc Tittgemeyer (Stoffwechselforscher) zeigte es auf: Unser Hang zu Süßem beginnt mit der Muttermilch. Sie ist fett und wegen des Milchzuckers sehr süß. Das prägt uns und deshalb greifen wir auch als Erwachsene gern zu Zucker als Belohnung oder Trost.

Ein besonders plastisches Beispiel sind die USA: Die US-Amerikaner essen immer süßer. Aktuell sind 35% der Amerikaner fettleibig. Prognosen sagen voraus, dass es 2030 42% sein werden. Dort steckt in 80% aller verpackten Lebensmittel Zucker.

Übergewicht in der BRD

- Kinder: 9,5%, davon Adipositas: 5,9%
- Erwachsene: 54%; 53% der Frauen und 67% Männer, adipös sind 24% Frauen und 23% Männer.

Der Wissenschaftsjournalist und Buchautor Gary Taubes weist auf ein Problem hin: Zucker ist in fast all unseren Lebensmitteln enthalten – gemeint sind damit fertige Lebensmittel, denn die Lebensmittelindustrie wird nicht müde, all ihren Produkte Zucker hinzuzufügen, von Kuchen über Ketchup bis hin zu Fleisch und Wurst (siehe dazu mein Buch: »Was kann ich überhaupt noch essen«, VAK-Verlag).

Die Industrie gibt Unsummen aus, um Politiker zu beeinflussen: So gibt die Wirtschaftliche Vereinigung Zucker 240.000 Euro, der Bundesverband der Deutschen Süßwarenindustrie 980.000 Euro aus, die zwei größten Zuckerproduzenten Deutschlands geben zusammen 1.430.000 Euro dafür aus. Martin Häusling vom EU-Parlament (Bündnis 90/Die Grünen) kommentiert dies folgendermaßen: »Daran sieht man, dass die Zuckerproduzenten enorm viel Geld ausgeben, um die Produktion von Zucker nicht drosseln zu müssen.« Er erlebt seit langem, wie die Zuckerindustrie Gesetze zur Zuckerreduzierung blockiert. 1 Milliarde Euro gab die Industrie aus, um die »Ampel« zu verhindern – also nur um eine Lebensmittelkennzeichnung zu blockieren (ich persönlich sehe das als Körperverletzung an) –, trotzdem gelang es nicht. Häusling hält die Kennzeichnung für sehr wichtig und gibt als Beispiel den Rückgang des Rauchens an: durch teure Zigaretten und Warnhinweise auf der Packung.

Es geht aber auch anders: So ist Großbritannien eines von 85 Ländern mit einer Zuckersteuer. Seit fünf Jahren wird eine Steuer auf zuckerhaltige Limonade erhoben.

Ab 5 g Zucker/100 ml sind es 21 Cents, ab 8 g/100 ml 28 Cents. Dennoch erreichte Jenke auch dort 1 kg Zucker am Tag. Mittlerweile ist der Anteil von zuckerhaltigen Getränken von 49% auf 15% gesunken. Zumeist wird der Zucker jedoch durch Süßstoffe ersetzt. In einer kleinen Fanta findet man dort 11 g Zucker, bei uns fast doppelt so viel. Im Kassenbereich gibt es in Großbritannien keine Süßigkeiten mehr – auch Verlosungsaktionen dürfen dort nicht mehr für Süßes stattfinden. Bei uns? Die Industrie hat immer noch die Oberhand. Wo Steuern sind, gibt es oft Möglichkeiten, sie zu umgehen. Deshalb enthalten in Großbritannien Fruchtsäfte statt Haushaltszucker oft Fruktose, also Fruchtzucker, und zwar sehr viel davon. Das ist aber auch nicht gesund. Süßstoffe sind ebenfalls ein beliebter Zuckerersatz. Durch die Zuckersteuer auf Getränke werden zwar 45.000 t Zucker eingespart – dafür werden mehr zuckerhaltige Schokolade und Müsli gekauft. Sinnvoll ist das nicht.

Gefühlt ändern sich alle paar Jahre die Ernährungsempfehlungen. In den 80er-Jahren war Fett der große Feind: »Fett macht fett«, hieß es. Davon kam man wieder ab – nicht jedes Fett ist ungesund. Ich erinnere mich aber sehr gut an meine Mutter, die trotz der Kriegsjahre dick war – ein Bild von ihrer Kommunion zeigte mir das. Das Ergebnis war eine Fettleber. Sie musste regelmäßig zur Kur und schaffte es auch, enorm abzunehmen und ihr Gewicht zu halten. Meine Großmutter leider nicht. Sie war adipös und wahrscheinlich war das mit ein Grund für ihren Brustkrebs.

Damals, also vor etwa 50 Jahren, entstand der Eindruck, dass der Zuckerkonsum völlig ungefährlich sei. Ich erinnere mich auch noch an meine Kindheit, als es einfach toll war, gezuckerte Limonade zu trinken. Es dauerte einige Zeit, bis sich meine Mutter das leisten konnte, aber dann kam alle ein bis zwei Wochen der Lieferant für die Zuckerlimo – und das war toll!

Doch Zucker ist eine echte Gesundheitsgefahr. Die Anzahl der koronaren Herzerkrankungen stieg in den USA von 1940 bis 1980 von 400 auf 1.000 bis 1.200 Millionen.

Bei uns leben 85 Millionen Menschen, davon leiden 8,5 Millionen unter Diabetes Typ 2, also jeder Zehnte. Man rechnet jedoch mit einer hohen Dunkelziffer, denn viele wissen gar nicht, dass sie Diabetes haben. Barbara Bitzer von der Dt. Diabetes Gesellschaft rechnet mit einem Anstieg bis 2040 auf 12 Millionen Betroffene. Rechnet man die Dunkelziffer dazu, sind es 14,3 Millionen.

In San Francisco lebt der weltweit bekannteste Zuckergegner: Dr. Robert H. Lustig. Er schrieb das Buch »Die bittere Wahrheit über Zucker«. Er vertritt die Ansicht, dass die Süße süchtig macht und meint, dass Zucker nicht einmal ein richtiges Lebensmittel ist, denn unser Körper braucht keinen Zucker! Nur er sei schuld an der zunehmenden Fettleibigkeit: Zucker sei schlimmer als Covid 19 (Corona), »er tötet langsam«, stellte er in einem Interview fest.

Der deutsche Bestseller- und Kochbuchautor Achim Sam wird nicht müde, darauf hinzuweisen, dass zu viel Zucker eine Fettleber erzeugt. Zuerst wird man hibbelig, dann fertig. Und tatsächlich hat die Corona-Pandemie die Situation verschärft: Jedes sechste Kind nahm an Gewicht zu, 50% haben sich weniger als davor bewegt. Ein Viertel der Kinder hat mehr Süßigkeiten gegessen.

Influencer spielen auch eine unrühmliche Rolle: Oft preisen sie Süßes an. So gibt es zum Beispiel den »Bra Tee«: Er enthält 80 g Zucker/l, also etwa 12 g pro Tasse. Die empfohlene Obergrenze für den täglichen Zuckerkonsum liegt für einen Erwachsenen bei 50 g.

Und dann ist da noch die Werbung: 15 Werbespots sieht jedes Kind täglich. Eigentlich sollte es ein Werbeverbot für Zucker geben. Natürlich sind die Lebensmittelhersteller und insbesondere die Süßwarenindustrie massiv dagegen. Aber auch der Rübenbauernverband ist gegen ein Werbeverbot. Schließlich wird bei uns Zucker aus der Zuckerrübe gewonnen. Die Frucht enthält 18% Zucker. Die Rüben werden bei uns auf einer Fläche gezogen, die etwa doppelt so groß ist wie das Saarland. Der Verband wies darauf hin, dass der Zuckerverbrauch seit den 70er-Jahren konstant ist. Parallel boomt jedoch der Verkauf von Zuckeralternativen. Besser wäre Zucker in Form eines ballaststoffreichen Müslis. Zucker ist insbesondere in flüssiger Form schädlich – dies steigert die Gefahr für Herzerkrankungen noch zusätzlich. In diesem Fall muss der Körper sehr viel Zucker in kurzer Zeit verarbeiten.

Auch Fernsehmoderator Harry Wijnvoord, der das Zuckerexperiment mit Herrn Jenke moderierte wurde zu seiner Einstellung zu Zucker gefragt. Er wies darauf hin, dass Zucker extrem billig ist (1,19 Euro/kg). Er liebt Zucker, hat aber schweren Diabetes mit Bluthochdruck. Er kommt noch mit Tabletten zurecht, muss aber ganz auf Zucker verzichten. Er vertritt die Ansicht: »Zucker ist das größte Gift, das es für die Menschen gibt.«

- 130 g Glukose (Traubenzucker) benötigt unser Gehirn am Tag.
- 34,8 kg Zucker isst jede und jeder Deutsche /Jahr. Die WHO empfiehlt 50 g am Tag, wir essen 95 g.

Dr. Kai Behrens vom AOK-Bundesverband weiß: »Diabetiker verursachen doppelt so hohe Gesundheitsausgaben wie Nicht-Diabetiker.« Das bedeutet 40 Milliarden Euro zusätzlich. Die Politik hat bisher nichts unternommen, um die Sachlage zu ändern. Die Maßnahmen sind bislang alle freiwillig. Die Organisation Foodwatch meint jedoch, dass man mit freiwilligen Maßnahmen nicht sehr weit kommt.

Zumeist wird Zucker nur durch Süßstoff ersetzt – von dem man die Gesundheitsschäden auch nicht so genau kennt, meint nicht nur Jenke.

Das Phänomen Chile

Das südamerikanische Land hat die strengste Lebensmittelkennzeichnung der Welt. So dürfen ungesunde Lebensmittel nicht beworben werden. Der Hintergrund ist, dass Chile eine hohe Adipositas-Rate hatte. Inzwischen veränderten sich die Rezepturen für die Nahrungsmittel und Kinder stehen als Zielgruppe nicht mehr im Fokus. Die Folgen aller Maßnahmen: Der Konsum der ungesunden Lebensmittel ging zurück.

Die Lebensmittelindustrie verdient enorm am Zucker, rund 20.000.000.000 Euro pro Jahr.

Aber es gibt auch verantwortungsbewusste Firmen wie etwa Danone.

Jenke wollte von den Süßwarenherstellern Interviews. Alle verweigerten dies, mit einer Ausnahme: Danone.

Danone hatte es vor langer Zeit mit einem zuckerfreien Produkt versucht und da es nicht verkauft werden konnte, mussten sie es wieder vom Markt nehmen. Daher versuchten sie es anders: Sie reduzierten den Zucker schrittweise: Ein Fruchtzwerge-Produkt wurde um 40% Zucker reduziert – innerhalb von 40 Jahren! Warum das so lange dauerte? Man darf mit einer solchen Maßnahme nur werben, wenn 30% auf einmal reduziert werden.

Das Ergebnis:

- die klassische Variante enthält 10,4 g Zucker
- weniger süß = 8,8 g Zucker.

Die Strategie muss sein: langsam immer weniger Zucker und nicht durch Süßstoffe ersetzen. Auf diese Weise gewöhnen sich die Kunden an immer weniger Zucker.

Am 10. Tag verspürte Jenke Druck auf der Leber. Am 11. Tag befand er sich noch in Großbritannien und dort ist das Frühstück in der Regel zuckerfrei. Also aß er ein französisches Frühstück, um Zucker zu bekommen. Die Folge waren ein aufgedunsener Bauch und Durchfall. Der Kollege hatte seine zuckerfreien Tage ebenfalls satt und wollte Zucker – auch ganz ohne Kohlenhydrate fühlt man sich nicht wohl. Jenke hatte zehnmal mehr Zucker gegessen als der Durchschnitt – aber nach 11 Tagen brach er ab. Industrielle Produkte, hoch verarbeitete Lebensmittel sind das Problem. Viele Ballaststoffe wären wichtig, allein schon, um Heißhungerattacken zu verhindern. 10 Milliarden Dollar Umsatz pro Jahr macht die Industrie mit hoch verarbeiteten Lebensmitteln. 11 Milliarden pro Jahr geben wir aus, um die Gesundheitsschäden zu reparieren, die diese Lebensmittel verursachen. Doch wie bringe ich die Industrie dazu, gesunde Produkte zu produzieren?

Die 11 Tage, an denen Jenke täglich ein Kilo Zucker aß, brachten ihm 3 kg Gewichtszunahme ein, jedoch waren 2 kg Muskelmasse verschwunden. Die Cholesterinwerte gingen hoch und die Symptome für eine Fettleber (s. Teil V) tauchten auf. Das muss man ernst nehmen, denn eine Fettleber kann zu einer Leberzirrhose werden und schließlich zu Leberkrebs führen. Da hilft nur mehr Bewegung und Zucker nur in Form einer Nachspeise.

Das Problem ist: Wir spüren Diabetes Typ 2 nicht und auch nicht, dass wir zu viel Zucker essen.

Anzeichen für zu hohen Zuckerkonsum:

- Antriebslosigkeit
- Konzentrationsprobleme
- Heißhunger
- unreine Haut, Cellulite
- schlechte Laune

Diabetes-Symptome:

- schlecht heilende Wunden
- trockene Haut

- häufiges Wasserlassen
- Durst und Heißhunger
- Sehstörungen
- starkes Schwitzen (auch in Ruhephasen)
- innere Unruhe und Rastlosigkeit
- Kribbeln, Schmerzen oder
- Taubheit in Füßen und Händen

Die gefährlichsten Lebensmittel, um Diabetes zu bekommen:

- zuckerhaltige Getränke
- Energy-Drinks
- »Erfrischungsgetränke« (Limo, Cola, Bitter Lemon, Eistee...)
- Milchmischgetränke (mit Kaffee, Kakao...)
- Saftschorlen
- Biermixgetränke
- Sirupe

Das Problem an diesen Süßgetränken ist, dass sie nicht verdaut werden müssen. Ihr Zucker geht schneller ins Blut und sie werden in der Regel nicht getrunken, weil man durstig ist, sondern so ganz nebenbei. Außerdem enthalten Säfte viel Fruktose. 30 bis 60 g Fruktose dürfen wir täglich essen. Das erreicht man mit einem Glas Fruchtsaft. Man bekommt ja auch kein Sättigungsgefühl. Ballaststoffreiches Brot ist zum Beispiel Vollkornbrot mit Avocado. Besser immer wieder einen Apfel essen, Kohlrabi oder Fingerfood.

- Der Hb1c-Wert (s. Teil III, A) ist ein Momentan-Wert und gilt für etwa ein Vierteljahr – den Wert bekommt man schnell wieder besser und: es ist nie zu spät.
- Kinder und Süßes: in den Supermärkten katastrophal: Süßigkeiten zum Trost, zum Geburtstag. Da hilft nur eines: vorleben. Der Umgang mit Zucker ist schwierig.
- Danone hat innerhalb von 40 Jahren die Zuckermenge um 37% reduziert – eine schleichende Verbesserung.

- Die Kaufentscheidung muss sein: das zuckerhaltigste nicht mehr kaufen.
- Gemüse, Ballaststoffe, Bewegung – das ist das Wichtigste!

Der bekannte Fernseharzt Prof. Eckart von Hirschhausen führte ebenfalls ein Zucker-Experiment an sich durch – wenn auch nur für 5 statt 11 Tage. Er aß zuckerreiche Lebensmittel, die zudem meist fett und salzig waren. Die übermäßigen Kalorien speicherte sein Körper vor allem auf den Hüften. Vorab hatte er sein Unterhautfettgewebe und Bauchfett bestimmen lassen. Nach 5 Tagen stellte er fest, dass sein Leberfett zunahm und er kein Sättigungsgefühl mehr hatte – nur noch Hunger. Das Problem des Bauchfetts ist, dass es sich leicht entzündet und die Leber sowie Gefäße angreift. Auf Dauer kann es Krebs verursachen und zu Demenz führen. Je mehr Bauchfett wir haben, desto unempfindlicher reagieren wir auf Insulin. Das Sättigungsgefühl nimmt ab und wir haben immer mehr Hunger. Leider reicht es nicht, wenn wir anschließend 5 Tage wieder normal essen, um zum ursprünglichen Zustand zurückzukehren. Wir müssen dauerhaft darauf achten, nicht zuzunehmen. Was uns in unseren Bemühungen allerdings immer wieder einen Prügel zwischen die Beine wirft, ist das Belohnungszentrum unseres Gehirns. Denn das liebt Zucker und fordert ihn immer wieder ein.

II.

Was ist Diabetes eigentlich und wie entsteht die Krankheit?

Diabetes Typ 2 ist eine Störung des Stoffwechsels, die man ganz gut in Schach halten kann – wenn man weiß wie! Dabei geht es zum einen darum, abzunehmen oder das Gewicht zu halten. Jedoch spielt auch die Vererbung eine Rolle. Dies sieht man an schlanken Menschen, die Diabetes Typ 2 haben.

Das wichtigste Kennzeichen sind zu hohe Zuckermengen im Blut, denn die Krankheit ist eine Störung des Zuckerstoffwechsels.

Eine gewisse Zuckermenge im Blut ist normal bzw. sogar lebensnotwendig. Dies liegt daran, dass Zucker in Form von Traubenzucker (chemisch als »Glukose« bezeichnet) dem Körper die Energie liefert, die er für das Funktionieren seines Gehirns und anderer Organe benötigt. Wenn du isst, steigt die Zuckerkonzentration im Blut etwa eine Stunde nach dem Essen deutlich an, da in diesem Zeitraum der größte Teil des Zuckers aus unserem Essen in den Blutstrom gelangt. Der Körper kann Zucker auch aus Fett herstellen. Das ist aufwendiger, aber es geht. Wir müssen Zucker unserem Körper also gar nicht extra zuführen. Das ist beim Eiweiß ganz anders. Diesen Nahrungsbestandteil musst du definitiv zuführen.

Wenn du isst, steigt die Zuckerkonzentration im Blut etwa eine Stunde nach dem Essen deutlich an, da in diesem Zeitraum der größte Teil des Zuckers aus unserem Essen in den Blutstrom gelangt.

Das verflixte Insulin

Das Stoffwechselhormon Insulin wird in der Bauchspeicheldrüse gebildet. Der Name kommt von »Insula« (lateinisch für »Insel«), da es in den inselförmig verteilten Zellen der Bauchspeicheldrüse gebildet wird. Es hat die Schlüsselrolle bei der Regulation des Zuckerstoffwechsels bzw. des Blutzuckerhaushalts. Das bedeutet: Zucker gelangt in die Blutbahn, die Blutzuckerkonzentration steigt an und die Bauchspeicheldrüse gibt blitzschnell Insulin ab. Dieses Hormon bindet an die Rezeptoren der Zellwände, dadurch öffnen die Körperzellen sozusagen ihre Pforten und nehmen den Zucker auf. Im Inneren der Zelle wird der Zucker dann abgebaut. Auf diese Weise sinkt die Zuckerkonzentration im Blut und gleichzeitig kann die Zelle den Treibstoff Zucker zur Energiegewinnung nutzen. Insulin ist in kleinen Mengen immer im Blut vorhanden, um zu verhindern, dass ein Zuviel an Zucker die Gefäße schädigt.

Dazu kommt, dass die Empfindlichkeit für Insulin im Laufe des Tages schwankt. So ist die Insulinsensitivität am Abend geringer als morgens. Und auch in verschiedenen Lebensabschnitten ist die Insulinempfindlichkeit unterschiedlich, so ist sie während der Pubertät geringer. Zur Diabetesvorbeugung wird daher Jugendlichen geraten, am Abend keine Lebensmittel mit hohem GI (»Glykämischer Index«, s. folgendes Kapitel) zu verzehren. Das bedeutet: möglichst wenig Trauben- und Haushaltszucker, Honig, Gummibärchen und andere Süßigkeiten, gesüßte Limonaden, Cola, Fruchtsäfte, Schokolade und Wassereis.

Ist mehr Zucker im Blut, als der Körper benötigt, wird die Einfach-Süße – also der Traubenzucker – wieder platzsparend in einen Vielfachzucker umgebaut und in den Leber- und Muskelzellen abgelagert. Man nennt diese Speicherform des Zuckers »Glykogen«. Sie dient als kurz- und mittelfristiger Energiespeicher.

Braucht der Körper Energie, holt er sich den Zucker aus den Speichern. Zuerst werden die Depotspeicher in der Leber geleert, die besonders schnell zur Verfügung stehen. Erst bei längerer körperlicher Belastung werden die Fettdepots angegriffen.

Um den Blutzuckerspiegel in der richtigen Höhe zu halten, arbeitet der Körper mit vielen verschiedenen Mechanismen. Außer dem Insulin sind noch weitere Stoffwechsel-, Wachstums- und Darmhormone (Darminkretine) sowie Botenstoffe beteiligt. Ihr feines Zusammenspiel versteht man immer noch nicht ganz.

Dass der Blutzuckerspiegel immer in der gleichen Höhe bleibt, ist für das Funktionieren unseres Körpers sehr wichtig. Er fällt bei Gesunden praktisch nie unter 60 mg/dl (entsprechend 3,3 mmol/l). Er steigt aber selbst nach dem Essen nicht über 140 mg/dl (7,7 mmol/l).

Folgen eines zu hohen Blutzuckerspiegels

Man nennt Diabetes mellitus (hier abgekürzt nur »Diabetes«) auch »honigsüßer Durchfluss« (mellitus = lateinisch: honigsüß), denn damit diagnostizierten früher Ärzte die Erkrankung: Der Urin schmeckt süß.

Normalerweise ist der Urin frei von Zucker. Wird jedoch die Zuckerkonzentration im Blut zu hoch, greifen die Nieren ein. Das funktioniert, indem ab einem bestimmten Zuckergehalt im Blut (160 mg/dl = 9,0 mmol/l bis 200 mg/dl = 11 mmol/l), der als »Nierenschwelle« bezeichnet wird und individuell verschieden ist, die Nieren den überschüssigen Zucker ausspülen. Dann ist Zucker im Harn nachweisbar und die Harnmenge steigt. Dies führt zu einem hohen Flüssigkeitsverlust. Deshalb sind Menschen mit hohen Blutzuckerwerten auch sehr durstig. Gleichzeitig mit dem Harn werden auch Mineralien ausgeschieden, die die »innere Austrocknung« verstärken. Dies ist auch ein Grund, warum man Diabetikern Mineralwasser statt Limonaden als Getränk empfiehlt. Zuckerhaltige Getränke würden die Situation zuspitzen. Der starke Durst kann dazu führen, dass die Krankheit – vor allem bei jungen Diabetikern – überhaupt erst entdeckt wird. Normalisiert sich der Blutzucker wieder, ist auch der Durst wieder normal. Durch die starke Flüssigkeitszufuhr infolge des starken Dursts kann die Waage einige Kilos mehr anzeigen.

Der Körper tut gut daran, den überschüssigen Zucker loszuwerden, denn er schadet den Blutgefäßen, den Organen und Nerven. Davon sind Herz, Nieren, Augen, Füße, Gehirn und Magen betroffen. Bei Diabetes kommt dazu, dass der Zucker nicht in die Zellen eingeschleust werden kann. Die Folge ist, dass die Organe nicht optimal mit Energie versorgt werden können. Deshalb fühlen sich Betroffene mit drei- bis vierfach erhöhten Blutzuckerwerten meist müde und schlapp. Zusätzliche Beschwerden sind trockene Haut und Entzündungen.

Damit es nicht zu einfach wird: Auch Darmhormone wirken bei der Blutzuckerregulation mit.

Es ist verblüffend, aber die moderne Medizin entdeckte ein Darmhormon (Glukagon-Like-Peptid 1, abgekürzt GLP-1, Darminkretin), das aus der Darmschleimhaut freigesetzt wird, wenn wir Kohlenhydrate oder Fette essen. Es hat viele Wirkungen auf den Stoffwechsel. Die wichtigsten sind:

- Anregung der Insulinausscheidung in der Bauchspeicheldrüse
- Hemmung der Zuckerproduktion in der Leber
- Steigerung des Sättigungsgefühls und Verzögerung der Magenentleerung.

Außerdem hängt die Wirkung des Hormons vom Traubenzucker ab. Das bedeutet, dass es nur bei hohen Blutzuckerwerten wirkt. Der Vorteil ist, dass es bei Werten unter 65 mg/dl (3,6 mmol/l) den Blutzuckerspiegel nicht mehr weiter senkt und damit keine Unterzuckerung auslöst. Verschiedene Medikamente wirken auf dieses Darmhormon.

Wissen hilft: die Diabetesformen

Es gibt verschiedene Formen von Diabetes. Die bedeutendsten sind:

- Diabetes Typ 1
- Diabetes Typ 2
- Schwangerschaftsdiabetes

90% der Diabetiker leiden unter Typ-2-Diabetes. Den Unterschied zwischen den beiden Diabetesformen kannst du anhand der folgenden Tabelle gut erkennen:

Typische Merkmale von Diabetes Typ I und II		
	Diabetes Typ 1	**Diabetes Typ 2**
Wann erkrankt man typischerweise?	Unter 40 Jahre	Über 40 Jahre
Körperfigur?	In der Regel: schlank	Oft übergewichtig
Ursachen	Völliger Funktionsverlust der insulinproduzierenden B-Zellen in der Bauchspeicheldrüse, Veranlagung	Insulinunempfindlichkeit, nachlassende Insulinbildung, erbliche Belastung
Gründe	Erblich, Autoimmunerkrankung, eventuell durch Viren verursacht	Übergewicht, Bewegungsmangel

Behandlung	Insulin spritzen oder einnehmen	Abnehmen bei Übergewicht, Bewegung, gesunde Ernährung, Heilkräuter, Tabletten, als letzte Möglichkeit: Insulin spritzen

Tabelle verändert nach Jahn E.: »DIABETES TYP 2«. Stiftung Warentest (s. Anhang, Quellen)

Zweifelsfrei bestimmen, ob du an Typ 1 oder 2 erkrankt bist, kannst du durch Bestimmung der Beta-Zell-Antikörper im Blut. Diese Antikörper hat nur der an Diabetes-Typ-1-Erkrankte.

Diabetes Typ 2

Diabetes Typ 2 wurde früher als Altersdiabetes bezeichnet, da vor allem Ältere diese Diabetesform bekamen.

Diese Diabetesform bemerkt man meistens nur zufällig, weil man immer müde ist und kaum mehr etwas leisten kann. Diese Form der Zuckerkrankheit hat in den letzten Jahren extrem zugenommen – nicht nur bei uns, sondern weltweit.

Ist man von Diabetes Typ 2 betroffen, funktioniert das Regulationssystem für den Blutzucker nicht mehr. Dann kann es durchaus sein, dass der Blutzucker nach einem kohlenhydratreichen Essen über 200 mg/dl (11,1 mmol/l) steigt. Nimmt man dann keine blutzuckersenkenden Tabletten oder spritzt Insulin, sinkt er nur langsam wieder ab, da die Zellen den Zucker nicht im benötigten Ausmaß aufnehmen können.

Das heißt: Zu wenig Insulin und eine zu geringe Aufnahme von Zucker durch die Körperzellen lassen einen hohen Blutzuckerwert (fachlich Hyperglykämie) in den Gefäßen entstehen. Dabei gibt es zwei Möglichkeiten:

- *Insulinmangel:* Die Bauchspeicheldrüse produziert nicht genug.
- *Insulinresistenz:* Darunter versteht man eine ständig größer werdende Unempfindlichkeit auf Insulin. Die Körperzellen sprechen schlechter darauf an und öffnen sich weniger für die Zuckeraufnahme. Der Transport des Zuckers aus dem Blut in die verschiedenen Zellen des Körpers geht langsamer. Mit anderen Worten: Für die gleiche Wirkung benötigt der Körper mehr Insulin. Das betrifft vor allem die Leber- und Muskelzellen, also diejenigen Körperzellen, die den Zucker brauchen oder speichern. Die beiden Möglichkeiten kommen bei den meisten Menschen mit Typ-2-Diabetes gleichzeitig vor und werden mit zunehmendem Alter stärker. Nimmst du zu und bist körperlich inaktiv, musst du leider mit einer Verschlechterung rechnen. Der Grund: Nimmt das Übergewicht zu, nimmt auch die Insulinresistenz, vor allem die der Muskelzellen, zu. Die Zellen nehmen dann weniger Traubenzucker auf.

In einem frühen Stadium der Erkrankung versucht die Bauchspeicheldrüse, mehr Insulin zu produzieren. Damit gelingt es ihr eine Zeitlang, den Blutzucker in Schach zu halten. Manchen Betroffenen, die sehr effektive Beta-Zellen (ß-Zellen oder B-Zellen) haben, gelingt dies sogar ein Leben lang. Das ist aber nicht häufig. Meistens kann man diese hohen Produktionsleistungen nicht aufrechterhalten. Die Leistungen der Bauchspeicheldrüse werden geringer und sie setzt immer langsamer Insulin frei. Bei entsprechender Veranlagung tritt diese Situation schon nach wenigen Jahren auf. Dann schafft es die Bauchspeicheldrüse nicht mehr, genügend Insulin zu produzieren, um den Blutzuckerspiegel niedrig zu halten.

In diesem Krankheitsstadium fehlt es an Insulin, man spricht vom »relativen Insulinmangel« und der überschüssige Zucker zirkuliert im Blut.

Die Wahrscheinlichkeit, an Diabetes Typ 2 zu erkranken, ist erhöht, wenn Blutsverwandte auch erkrankt sind. Dennoch müssen bei diesem Typ noch andere Faktoren hinzukommen, um die Erkrankung »ausbrechen« zu lassen. Die bedeutendsten sind falsche Ernährung und Bewegungsmangel. Außerdem können noch Rauchen und Stress hinzukommen.

Ein weiterer Risikofaktor für Typ-2-Diabetes ist das Alter. Man weiß inzwischen, dass nahezu 40% der Teilnehmer in der Altersgruppe der 55- bis 74-Jährigen entweder bereits an Diabetes Typ 2 oder einer Vorstufe davon litten. Zwei Drittel der Patienten mit Diabetes Typ 2 sind über 60 Jahre alt. Bei weiteren 16% der untersuchten Personen wurde eine vorübergehende Störung des Zuckerstoffwechsels bemerkt. Dies gilt als sogenannter »Prädiabetes«, der bei etwa einem Drittel in den nächsten Jahren zum Diabetes führt.

Dennoch ist auch die Anzahl der jungen Betroffenen hoch: Man schätzt, dass 5.000 Kinder und Jugendliche in Deutschland an Diabetes Typ 2 erkrankt sind, und jedes Jahr kommen 200 Neuerkrankte dazu. Dabei wird die Diagnose bei immer jüngeren Menschen gestellt.

Da Diabetes keine Schmerzen verursacht, wird die Krankheit oft nur durch Zufall entdeckt. Aber die Risikofaktoren sind leicht zu erkennen. Dazu gehört das Zuviel an Bauchfett. Es ist neben einem hohen Blutdruck und einer Fettstoffwechselstörung der entscheidende Wegbereiter für die Erkrankung.

Diabetes Typ 2 beginnt allmählich mit Müdigkeit, Infektanfälligkeit, Missempfindungen im Bereich der Horn- und/oder Schleimhaut, Kopfschmerzen, Schwindel, diversen Nerven- und Nierenerkrankungen, Schädigung der Netzhaut des Auges, schmerzlose, schlecht heilende Wunden am Fuß (diabetisches Fußsyndrom), Herz- und Gefäßproblemen.

Man empfiehlt ein »Diabetes-Screening« durch eine Feststellung des Nüchternblutzuckers für:

- Alle Personen, die 45 Jahre oder älter sind. Ist man gesund, sollte die Untersuchung nach drei Jahren wiederholt werden.
- Jüngere, die mindestens eines der folgenden Probleme haben:
- Übergewicht, das heißt einen BMI von 27 kg/m2 und mehr (das erkläre ich gleich näher).
- Ein naher Verwandter (Vater, Mutter, Geschwister, Kind) hat diese Diabetesform.
- Bei Frauen, wenn sie ein Kind mit einem Geburtsgewicht von mehr als 4.000 Gramm geboren haben und in der Vergangenheit ein Schwangerschaftsdiabetes diagnostiziert wurde.
- Bluthochdruck
- eine Diabetes-typische Fettstoffwechselstörung, das heißt, das gute HDL-Cholesterin ist zu wenig, die Triglyzeride sind zu hoch oder
- eine frühere Untersuchung ergab einen grenzwertig erhöhten Nüchternblutzucker zwischen 100 mg/dl (5,6 mmol/l) und 126 mg/dl (7,0 mmol/l) oder zu hohe Blutzuckerwerte nach dem Essen. Ist dies der Fall, nennt man dies eine gestörte Glukosetoleranz und diese gilt leider als Vorstufe des Typ-2-Diabetes.

Diabetes Typ 1

Diabetes Typ 1 kennt man meist als »Jugendlicher Diabetes«, da die Erkrankung meist im Kindes- oder Jugendalter aufritt. Aber auch Ältere können sie bekommen. Meist wird dies dann nicht erkannt und fälschlich als Diabetes Typ 2 diagnostiziert. Die Folge ist, dass die Betroffenen zu lange mit Tabletten behandelt werden. Typisch für Diabetes Typ I ist, dass die Erkrankten schlank sind und meist innerhalb kurzer Zeit eine Insulintherapie benötigen. Betroffen ist dabei der endokrine Teil der Bauchspeicheldrüse (s. Teil VI). Typ-1-Diabetes ist erblich. Hier zerstört das eigene Immunsystem die Drüsenzellen der Bauchspeicheldrüse, die Insulin bilden. Deshalb können sie kein Insulin mehr produzieren.

Ca. 5% aller Diabetiker haben diese Form, rund 300.000 Betroffene gibt es in Deutschland, etwa 25.000 davon sind Kinder und Jugendliche unter 19 Jahren.

Das Problem ist, dass die Bauspeicheldrüse auf einmal ihre Funktion einstellt – und dies bleibt auch so. Die Folge: Die Betroffenen müssen Insulin spritzen und dies mehrmals täglich. Heutzutage handelt es sich dabei um eine Substanz, deren chemische Struktur dem menschlichen Insulin entspricht. Man nennt es auch »Normalinsulin« und es wird in der Regel gentechnisch hergestellt.

Warum die Erkrankung ausbricht, weiß man noch nicht so genau. Die Vererbung spielt eine große Rolle. Hat ein Elternteil diese Form, liegt die Wahrscheinlichkeit bei 50%, dass sein Kind sie auch bekommt.

Normalerweise bemerkt man das Auftreten eines Typ-1-Diabetes durch:

- plötzliches großes Durstgefühl,
- gehäuftes und vermehrtes Wasserlassen,
- Gewichtsabnahme und rasches Abnehmen der Kräfte.

Bemerkst du diese Symptome, am besten sofort zum Arzt, damit Diabetes möglichst schnell erkannt und behandelt wird.

Geschwister, Kinder oder Eltern (genannt erstgradig Verwandte) von Typ-1-Diabetikern haben im Vergleich zum Bevölkerungsdurchschnitt ein etwa 20fach höheres Risiko, ebenfalls die Krankheit zu bekommen.

Bereits Jahre vor dem Ausbruch der Krankheit kann man Antikörper gegen die insulinproduzierenden Zellen der Bauchspeicheldrüse (die sogenannten Betazellen) feststellen. Nachgewiesen werden sie im Blut. Ihre Anzahl ist wichtig, denn mit Hilfe der ermittelten Konzentration lässt sich das Risiko vorhersagen, einen Typ-1-Diabetes zu bekommen. Stellt man bei Angehörigen von Typ-1-Diabetikern keine Antikörper im Blut fest, liegt die Wahrscheinlichkeit für einen Ausbruch der Erkrankung unter 1%.

Leider ist diese Diabetesvariante bislang nicht heilbar.

Professor Dr. med. Baptist Gallwitz, Präsident der Deutschen Diabetes-Gesellschaft (DDG), meint zu dieser Diabetesform: »Dem Typ-1-Diabetes lässt sich nicht vorbeugen. Bei einer gut eingestellten Zuckerkrankheit können Betroffene aber ein fast normales Leben führen.«

Schwangerschaftsdiabetes (= Gestationsdiabetes, GDM)

Schwangerschaftsdiabetes kann sich während einer Schwangerschaft aufgrund der Hormonumstellungen entwickeln. Ca. 2 bis 4% der Schwangeren sind davon betroffen. Die Häufigkeit in Deutschland ist von 3,7% der Schwangerschaften im Jahre 2010 auf 4,4% im Jahr 2011 angestiegen.

Seit August 2013 werden Schwangere zwischen dem

6. und 7. Schwangerschaftsmonat auf erhöhte Blutzuckerwerte getestet. Zu diesem Thema erhältst du beim Arzt ein Merkblatt, das du dir auch im Internet unter »www.gba.de/service/versicherteninformationen/frueherkennungsuntersuchungen/« mit dem Suchwort »Schwangerschaftsdiabetes« herunterladen kannst.

Das Problem ist, dass einige der Hormone, die der Körper während der Schwangerschaft ausschüttet, die Zuckerverwertung mindern. Die Körperzellen können dann insulinresistent werden und brauchen immer mehr Insulin, um den Blutzucker in der richtigen Höhe zu halten. Das schafft die Bauchspeicheldrüse eine Zeit lang. Dann beginnen die Blutzuckerwerte oftmals ab der 24. Schwangerschaftswoche zu steigen, da die Insulinmenge nicht ausreicht. Werden die Blutzuckerkonzentrationen zu hoch, gefährdet das die gesunde Entwicklung des Kindes. Zusätzlich gelangt die hohe Zuckermenge über die Nabelschnur zum Kind und ernährt es übermäßig. Schon ab der 12. Schwangerschaftswoche ist dessen Bauchspeicheldrüse so weit entwickelt, dass sie selbst produzieren und den überschüssigen Zucker als Fett speichern kann. Das Ergebnis sind zu dicke Babys, die per Kaiserschnitt zur Welt gebracht werden müssen.

Kannst du dir selbst bei Schwangerschaftsdiabetes helfen?

Das funktioniert durchaus. Nicht alle, aber viele schaffen es nur durch eine Umstellung ihrer Essgewohnheiten auf eine zuckerarme Ernährung. Es ist zwar in der Schwangerschaft oft nicht leicht, aber eine Erhöhung der körperlichen Aktivität hilft auch. Empfohlen werden stramme Spaziergänge, Schwimmen, Übungen mit dem elastischen Band und eine spezielle Schwangerschaftsgymnastik.

Ist dennoch eine Behandlung erforderlich, muss Insulin gespritzt werden. Dafür ist die Betreuung durch eine Diabetologin erforderlich und eine auf die Person abgestimmte

Schulung. Leider ist die einfachere Methode, Tabletten zu schlucken, während der Schwangerschaft tabu.

Bei guter Behandlung kann sich das Kind gesund entwickeln.

Nach der Geburt normalisieren sich die Stoffwechselwerte der Mutter in der Regel sehr schnell wieder. Manche der Frauen entwickeln in höherem Lebensalter jedoch einen Diabetes Typ 2. Das bedeutet, dass du den Schwangerschaftsdiabetes als frühes Warnsignal ansehen solltest und in den Folgejahren darauf achtest, dir kein Übergewicht anzuessen und dich viel bewegst.

Risikofaktoren für Schwangerschaftsdiabetes sind:

- Alter der Mutter über 45 Jahre
- Übergewicht vor der Schwangerschaft (gemäß einem BMI über 30 kg/m^2, s. Kapitel IV.6)
- Bewegungsarmut
- Veranlagung zu Diabetes in der Familie (Eltern und/oder Geschwister)
- Geschwisterkind wog 4,5 kg und mehr bei der Geburt
- Schwangerschaftsdiabetes bei vorangegangener Schwangerschaft
- hoher Blutdruck und erhöhte Blutfettwerte

Langes Stillen schützt vor Diabetes Typ 2. Am Helmholtz-Zentrum in München fand man heraus, dass eine Stilldauer von mehr als drei Monaten zu langfristigen Veränderungen des Stoffwechsels führt. Dies schützt 40% der Frauen nach einem Schwangerschaftsdiabetes etwa 15 Jahre lang vor Diabetes Typ 2.

Warum sind ältere Menschen besonders gefährdet?

Ältere Menschen sind mit zunehmendem Alter anfälliger für Typ-2-Diabetes. Man nimmt an, dass dies daran liegt, weil die Körperzellen unempfindlicher gegen Insulin werden. Das »Kind« hat sogar einen Namen, da es so häufig ist: Altersdiabetes. Die Zahlen zeigen es deutlich: Zwei Drittel aller Diabetiker in Deutschland sind über 65 Jahre alt. Es gibt auch einige Besonderheiten:

Typische Altersbeschwerden wie häufiger Harndrang und Inkontinenz, Müdigkeit, Schwierigkeiten beim Gehen und sogar eine scheinbare Demenz können durchaus durch erhöhte Blutzuckerwerte ausgelöst werden. Lässt du den Blutzucker vom Arzt richtig einstellen, bessern sich womöglich diese Beschwerden.

Leider entdeckt man diese Diabetesform oft erst bei entsprechenden Folgeschäden wie nachlassender Sehkraft, Nierenproblemen oder die Füße fühlen sich taub an. Es hilft alles nichts, du musst regelmäßig deine Blutzuckerwerte überprüfen lassen, um die Krankheit nicht zu übersehen.

Falls eine Vorstufe oder direkt Diabetes entdeckt wird, ist – bei entsprechender Gesundheit – eine gute Diabetes-Schulung wichtig, um den Blutzucker unter Kontrolle zu bekommen. Das bedeutet nicht unbedingt entsprechende Medikamente, sondern auch eine Anpassung von Ernährungsgewohnheiten und altersgerechte Bewegung.

Vorsicht mit den Werten! Der Langzeitwert HbA1c als Ziel für die blutzuckersenkende Therapie wird bei Älteren oft zu niedrig angesetzt. Deshalb überrascht es nicht wirklich, dass in Deutschland Unterzuckerungen die zweithäufigste Ursache dafür sind, dass Ältere aufgrund von Arzneimitteln, die nicht für sie geeignet sind, in die Notfall-Ambulanz kommen.

Außerdem verringert sich der Zeitraum, in dem Senioren die Unterzuckerung wahrnehmen und noch reagieren können. Das heißt, dass dein Zielwert für den Blutzucker genau für dich festgelegt und regelmäßig kontrolliert werden muss. Gegebenenfalls muss der Wert angepasst werden. Dies ist insbesondere dann nötig, wenn du ein zusätzliches neues Medikament wie Cortison einnimmst oder akut an Grippe etc. erkrankt bist. Insbesondere für Hochbetagte ist die Lebensqualität und das Vermeiden von Unterzuckerungen bedeutender als ein besonders niedriger HbA1c-Wert.

Hast du jedoch keine zusätzliche Erkrankung, nimmst wenig Medikamente ein und bist fit, dann kann auch im Alter ein HbA1c-Zielwert von unter 6,5% (48 mmol/mol) wie in jüngeren Jahren ideal sein. Hast du dagegen mehrere Krankheiten und bist pflegebedürftig, liegt der ideale HbA1c-Zielwert möglicherweise bei bis zu 8,5%.

Folgende Blutwerte sollten bei Einnahme von Medikamenten, die den Blutzucker erhöhen, regelmäßig erfasst werden:

- *Nüchtern-Plasma-Traubenzucker (Glukose):* Er sollte mindestens bei 126 mg/dl (7,0 mmol/l) liegen.
- *Zufalls-Plasma-Traubenzucker:* mindestens 200 mg/dl (11,1 mmol/l), wenn man Diabetes-typische Symptome aufweist.
- *Mindest-HbA1c:* 6,5% (48 mmol/mol).

Bei Senioren rät die aktuelle Leitlinie bei der Diabetes-Therapie, sehr vorsichtig zu sein und maximal zwei Medikamente gleichzeitig einzunehmen. Diese sind (Quelle siehe Anhang, »nahdran«):

- *Metformin:* Mittel der 1. Wahl bei Senioren.
- *DPP-4-Inhibitoren:* Dieses Medikament soll besonders gut helfen, sich nicht auf das Körpergewicht auswirken und es kann auch bei einer Nierenschwäche eingenommen werden.
- *GLP-1-Analoga:* Sprichst du auf Insulin nicht an, kann dieses Präparat eingesetzt werden und das Risiko für Unterzuckerungen bleibt gering.

- *SGLT-2-Hemmer:* Die folgenden Präparate werden ab 75 nicht mehr empfohlen: Dapagliflozin, Empagliflozin ab 85 Jahren. Ihr Vorteil ist, dass sie keine Unterzuckerungen hervorrufen sowie das Risiko für Herz-Kreislauf-Erkrankungen reduzieren.

Zucker, unser Energielieferant

Unsere Nahrung enthält Zucker. Aber das ist nicht der Hauptenergielieferant. Das sind die Kohlenhydrate, die etwa 45% aller Kalorien ausmachen. Dazu gehören nicht nur der Trauben- und Fruchtzucker (fachlich Fruktose) sowie der Haushaltszucker (ein sogenannter Zweifachzucker aus je einem Teil Trauben- und Fruchtzucker – aneinandergebunden), sondern auch die Stärke, ein Vielfachzucker. Sie ist der Hauptenergielieferant und besteht aus zigtausend Traubenzuckerteilchen, die miteinander verbunden sind und die während unserer Verdauung wieder getrennt werden. Auf diese Weise gelangt Traubenzucker aus dem Darm in den Blutstrom, um daraus Energie zu gewinnen.

Gelangt der Zucker aus dem Darm in das Blut, muss er zur Energieerzeugung in die Körperzellen gelangen. Man kann – bildlich gesprochen – den Zucker als Holz ansehen und die Körperzelle als »Ofen«. In ihr wird der Zucker verbrannt, das heißt: Es wird Energie aus ihm gewonnen. Hier kommt das Insulin ins Spiel.

Um auch diesen Lebensabschnitt genießen können, ist folgendes wichtig:

- deine aktive Mithilfe,
- ein gesunder Lebensstil sowie
- die regelmäßige Überprüfung deiner ganz persönlichen Therapie-Ziele

So schütze ich mich vor Diabetes Typ 2

Leider wird das Risiko, an Diabetes zu erkranken unterschätzt. Dabei werden die Erkrankungszahlen allein schon aufgrund einer alternden Bevölkerung mit veränderten Lebensgewohnheiten zunehmen. Eine Belastung für unser Gesundheitssystem. Man vermutet, dass die Anzahl der Menschen mit Typ-2-Diabetes in Deutschland bis 2040 auf bis zu 12,3 Millionen ansteigen wird.

Eine hohe Belastung auch für die Betroffenen und Angehörigen! Schließlich kann Diabetes schwerwiegende Folgeerkrankungen (s. Teil XIV Diabetes-Folgeerkrankungen) wie Amputationen und Erblindungen verursachen.

Für Prof. Peter Schwarz vom Universitätsklinikum Carl Gustav Carus der TU Dresden steht fest: »Der beste Weg, Diabetes zu heilen, ist ihn zu verhindern. Mehrere große internationale Studien belegen, dass die Prävention des Diabetes und der Begleitkomplikationen erfolgreich durchführbar und kosteneffektiv ist.«

Bis Typ-2-Diabetes entsteht, kann es oft viele Jahre dauern. Jedoch wird die Gesundheit oft schon vorher geschädigt, also bereits, wenn der Zweistundenwert des Zuckerbelastungstests über 140 mg/dl liegt oder weitere Risikofaktoren dazukommen. Man nennt diese Phase »Prädiabetes« oder »gestörte Traubenzuckertoleranz«. Hat man deinen Diabetes in dieser Phase erkannt, hast du Glück gehabt. In diesem Stadium kann man die Krankheit in der Regel noch rechtzeitig verhindern.

Zu den Risikofaktoren, an Diabetes zu erkranken, zählen:

- höheres Alter
- Schwangerschaftsdiabetes
- Veranlagung – diese und das Alter kann man nicht beeinflussen. Aber beeinflussbar sind nach Schätzun-

gen bei etwa 65 bis 80% der zunehmenden Patienten Folgendes:

- Bewegungsmangel
- ungesunde Ernährung mit viel Fleisch und Wurst, ballaststoffarm
- Bluthochdruck
- Übergewicht
- psychische Belastungen wie Stress
- erhöhte Blutfette (zum Beispiel das LDL-Cholesterin)
- Depressionen
- gesundheitlich bedenklicher Alkoholkonsum
- Rauchen
- Medikamente, die den Zuckerhaushalt beeinflussen (zum Beispiel Cortison als Tabletten) oder hormonelle Erkrankungen wie das POS (Polyzistisches Ovarialsyndrom)
- eine Fettleber (s. Teil V)

Mit Zuckerfasten das Diabetes-Risiko reduzieren

Eine gute Möglichkeit, Diabetes zu verhindern, ist das Zuckerfasten. Fasten kennst du wahrscheinlich, aber »Zuckerfasten«? Das ist ganz einfach: Du nimmst täglich nicht mehr als die empfohlene Höchstmenge von 25 Gramm Zucker zu dir. Bereits nach zwei Wochen Zuckerfasten sind die Insulinwerte in der Regel deutlich niedriger – und damit auch das Risiko, an Diabetes Typ 2 zu erkranken. Dabei hilft dir Teil IX dieses Buches.

Diabetes verhindern – kurz zusammengefasst helfen folgende Tipps, Diabetes Typ 2 zu verhindern:

- ausgewogen essen (s. Teil IV)
- bei Übergewicht Bauchfett reduzieren
- viel bewegen (s. Teil XI)
- Zucker einsparen wann immer möglich; Stevia und Erythrit können hier beispielsweise helfen (s. Teil IX)
- Stress vermeiden, so weit wie möglich ausgeglichen bleiben (s. Teil VIII)
- nicht rauchen
- keinen oder wenig Alkohol trinken
- Nur drei Mahlzeiten pro Tag essen. Das ist ausreichend, um der Bauchspeicheldrüse immer wieder eine wertvolle Pause zu gönnen. Das mit den fünf Mahlzeiten am Tag ist überholt.
- Nudeln und Kartoffeln besser vorab kochen und in den Kühlschrank stellen. Am nächsten Tag aufwärmen ist gut für den Kohlenhydratstoffwechsel.
- Hast du bei einer Mahlzeit Eiweiß und Kohlenhydrate, so ist es besser, zu Beginn Eiweiß zu essen, das sorgt auch dafür, dass der Insulinspiegel nicht gleich in die Höhe schnellt, zum Beispiel: Joghurt und/oder Quark mit Obst – besser den Joghurt oder Quark zuerst essen.

Auch wenn du bereits an Diabetes erkrankt bist, kann ein gesunder Lebensstil den Blutzuckerspiegel korrigieren. Auf diese Weise hilfst du mit, den Verlauf positiv zu beeinflussen und Folgeerkrankungen zu vermeiden bzw. wenigstens zu verzögern.

Um dein persönliches Risiko zu testen, innerhalb der nächsten 10 Jahre an einem Typ-2-Diabetes zu erkranken oder einen Herzinfarkt oder Schlaganfall zu bekommen, findest du im Internet einen Test: https://drs.dife.de/. Entwickelt wurde er vom Deutschen Institut für Ernährungsforschung Potsdam-Rehbrücke (DifE).

Und der Prädiabetes …

Unter Prädiabetes versteht man im Grunde die Vorstufe von Typ-2-Diabetes. Auch hier sind die Blutzuckerwerte erhöht, jedoch nicht so hoch wie bei einem Typ-2-Diabetes – man spricht von einem Graubereich. Diese Form des Diabetes entwickelt sich oft über Jahre ohne begleitende Symptome. Wie schon ausgeführt, trägt unter anderem ein ungünstiger Lebensstil dazu bei. Etwa 20% der erwachsenen Bevölkerung leiden darunter.

Viele haben Prädiabetes, ohne es zu auch nur zu ahnen. Aufpassen musst du auf alle Fälle. Bleibt er lange unentdeckt und unbehandelt, musst du später mit Komplikationen rechnen. Dazu kommen Folgeerkrankungen, zum Beispiel Erkrankungen des Herz-Kreislauf-Systems, der Augen und/oder der Nieren (s. Teil XIV).

Dann gelingt es dem eigenen Körper nicht, den Zucker (Glukose) aus dem Blut in die Körperzellen zu schaffen. Dafür gibt es 2 mögliche Ursachen:

- die Bauchspeicheldrüse produziert zu wenig Insulin (Insulinmangel)
- die Körperzellen reagieren nicht mehr so empfindlich auf Insulin (Insulinresistenz)

Hast du die Diagnose Prädiabetes erhalten, bedeutet das, dass du gezielt etwas dagegen tun solltest. Oft reichen eine angepasste Ernährung und mehr Bewegung aus, um wieder normale Blutzuckerwerte zu bekommen. Sollte dies nicht genügen, helfen blutzuckersenkende Medikamente oder Insulin.

Unterlässt du allerdings die wenigen Maßnahmen, bekommst du sehr wahrscheinlich Typ-2-Diabetes. Deshalb solltest du dann beginnen, etwas gegen die unangenehme Krankheit zu tun.

Fest steht, dass Prädiabetes gesundheitsgefährdend ist, wenn nichts dagegen unternommen wird. Nimm deine Diagnose als Anlass, frühzeitig etwas für deine Gesundheit zu tun!

Wie erkennst du, dass du unter Prädiabetes leidest?

In der Regel spürst du keine Symptome. Ist der Blutzucker jedoch stark erhöht, können folgende Symptome auftreten:

- starker Durst,
- häufiges Wasserlassen,
- Müdigkeit und Abgeschlagenheit.

Dann liegt meist bereits ein Typ-2-Diabetes vor. Es gibt unterschiedliche Subtypen von Diabetes und Prädiabetes. Wissenschaftler fanden heraus, dass Typ-2-Diabetes nicht bei allen Menschen einheitlich verläuft. So gibt es Menschen, die ein besonders großes Risiko für diabetesbedingte Folgeerkrankungen haben und andere nicht. Bei einer anderen Gruppe schlägt nur eine Therapie mit bestimmten Medikamenten an. Aufgrund dieser Unterschiede empfahlen Experten, Diabetes in 5 und Prädiabetes in 6 Subtypen einzuteilen. Damit könnte man individueller an die Krankheit herangehen. Möglicherweise kann man damit Personen mit Prädiabetes erkennen, die im Vergleich zu anderen Personen mit Prädiabetes ein höheres Risiko haben, später an Typ-2-Diabetes zu erkranken. Durch gezieltes Eingreifen könnte man diese Entwicklung und weitere Folgeerkrankungen verhindern oder zumindest hinauszögern.

Spezielle Personen, die man mit Prädiabetes aus Cluster 3 bezeichnet, weisen eine gestörte Insulinproduktion auf und es liegt eine familiäre Häufung in der Familie vor. Sie erkranken später häufiger an Typ-2-Diabetes. Zusätzlich treten bei diesem Personenkreis oft Herz-Kreislauf- und Nierenerkrankungen auf.

Betroffene, die dem Cluster 5 zugeordnet werden, sind dagegen insulinresistent und ihre Leber hat einen hohen Leberfettanteil. Zusätzlich ist ihr Risiko für Typ-2-Diabetes und Herz-Kreislauf- sowie Nierenerkrankungen stark erhöht.

Cluster 6 haben diejenigen, die einen hohen Anteil an Bauchfett aufweisen. Ihr persönliches Risiko, an Typ-2-Diabetes zu erkranken ist zwar gering, jedoch haben sie eine größere Wahrscheinlichkeit, später Nierenerkrankungen zu bekommen.

Welche Medikamente gibt es gegen Diabetes?

Leider hat man bislang kein Medikament gefunden, mit dem du hohe Blutzuckerwerte gleich zu Beginn bekämpfen kannst. Dennoch gibt es Arzneimittel, die bei bestimmten Problemen – vorrangig bei Typ-2-Diabetes – helfen können.

Um Risiken und Nebenwirkungen zu vermeiden, verschreiben Fachärzte nur dann Medikamente, wenn deren gesundheitlicher Nutzen überwiegt. Manche Menschen mit Prädiabetes haben ein höheres Risiko für begleitend auftretende oder Folgeerkrankungen. Dann kann es schon bei leicht erhöhten Blutzuckerwerten sinnvoll sein, Medikamente einzunehmen. Damit kannst du dann – so die Hoffnung – zum Beispiel Herz-Kreislauf-Erkrankungen oder auch ein Fortschreiten des Prädiabetes verhindern.

Was solltest du nun tun?

Es gibt verschiedene Wege, Typ-2-Diabetes in den Griff zu bekommen. Am Anfang reicht es oft schon, seinen Lebensstil zu ändern. Das heißt: ausgewogene Ernährung (s. Teil

IV), regelmäßige Bewegung (s. Teil XI) und möglicherweise das Gewicht reduzieren (s. Teil IV, Kap. 6). Damit kann der Blutzucker meist gesenkt und gesundheitliche Folgen können reduziert werden.

Ist der Typ-2-Diabetes weiter fortgeschritten, können blutzuckersenkende Medikamente, die sogenannten oralen Antidiabetika, oder Glukosesenker erforderlich sein. Als letzter Schritt kann das Spritzen von Insulin nötig werden. Das besprichst du am besten mit deinem Hausarzt und besuchst eine Diabetesschulung.

III.

Blutzuckerwerte verstehen – das solltest du wissen!

Raus aus der schwer verständlichen Ärztesprache! Wichtig ist – wenn nicht am wichtigsten überhaupt –, dass unser Stoffwechsel gesund ist und somit die Blutzuckerwerte, der Blutdruck und die Cholesterinwerte in Ordnung sind.

Der Blutzucker: Das Wort »Blutzucker« hört man vor allem, wenn man über die Zuckerkrankheit oder Diabetes spricht. Jedoch sollten alle den Zuckerwert regelmäßig kontrollieren lassen.

Was ist der Blutzuckerwert eigentlich? Der Blutzuckerwert verrät, wie hoch der Gehalt an Traubenzucker (Glukose) im Blut ist. Traubenzucker ist einer unserer Energielieferanten für unsere Körperzellen. Man erhält ihn über die Nahrung. Entsprechend ist der Wert unterschiedlich, je nachdem, was man im Laufe des Tages gegessen hat. In der Regel ist dieser Zuckerwert am Morgen am niedrigsten und direkt nach dem Essen am höchsten. Das ist normal.

Nimmst du Kohlenhydrate auf, also isst du sie in Form von Zucker oder gebundenem Zucker (zum Beispiel in Form von Brot), werden sie im Darm in kleinere Stücke (fachlich Moleküle) aufgespalten – die Glukose – und gelangen so ins Blut. Dann kommt das Hormon Insulin ins Spiel: Damit der Zucker in die Zellen des Körpers aufgenommen werden kann, schüttet die Bauchspeicheldrüse dieses Hormon aus. Ist die Glukose in den Zellen, ist sie im Blut kaum mehr nachzuweisen. In der Regel schüttet die Bauchspeicheldrüse das Hormon »bedarfsgerecht« aus: Ist viel Zucker im Blut, wird viel Insulin ausgeschüttet, ist wenig Glukose im Blut, wird wenig Insulin ausgeschüttet und der Blutzucker sinkt auf den Normalwert.

Schwierig wird es, wenn der Wert stark sinkt oder steigt. Die Folge ist, dass die Energie dort fehlt, wo sie gebraucht wird: in den Körperzellen. Ist der Zuckerspiegel andauernd erhöht, kann dies Schäden in Organen und Blutgefäßen hervorrufen.

Verdacht auf Prädiabetes: der Orale Glukosetoleranztest (oGTT)

Besteht ein Verdacht, dass Typ-2-Diabetes vorliegt, wird ein sogenannter »oraler Glukosetoleranztest« (oGTT) durchgeführt. Damit kann man feststellen, wie gut der Zuckerstoffwechsel auf eine Kohlenhydrataufnahme reagiert. Gleichzeitig erkennt man damit, wie gut Traubenzucker (Glukose) aus der Nahrung in die Zellen des Körpers aufgenommen wird.

Wie wird der orale Glukosetoleranztest durchgeführt?

3 Tage vor dem Test solltest du mit einer kohlenhydratreichen Ernährung beginnen, das heißt: mindestens 150 Gramm Kohlenhydrate am Tag bis zum Testbeginn.

Der oGTT findet morgens statt. Voraussetzung für die Durchführung ist, dass du 8 bis 12 Stunden davor nichts gegessen sowie keine kohlenhydrathaltigen Getränke (sprich: mit Zucker gesüßte Getränke) und keinen Alkohol getrunken und nicht geraucht hast. Diese Voraussetzungen gelten auch für die Zeit des Tests.

Sobald du mit dem Test beginnst, trinkst du innerhalb von 5 Minuten eine vorgefertigte Zuckerlösung (75 Gramm Glukose).

Vor dem Test und 2 Stunden nach Testbeginn wird dir Blut abgenommen. Im venösen Plasma bestimmt man dann den Blutzucker.

Die Zahlen:

- Normal ist die Glukosetoleranz, wenn im venösen Plasma (Blutflüssigkeit der Venen) folgende Glukose-Werte vorliegen:
- Nüchternblutzuckerwert (Zeitpunkt 0): unter 100 mg/dl (5,6 mmol/l) oGTT-2-Stunden-Blutzuckerwert: unter 140 mg/dl (7,8 mmol/l)

Folgende Werte liegen im diabetischen Bereich:

- Nüchternblutzuckerwert: 126 mg/dl (7,0 mmol/l)
- oGTT-2-Stunden-Blutzuckerwert: 200 mg/dl (11,1 mmol/l) und höher

Liegt man zwischen diesen Werten, hat man ein erhöhtes Risiko, an Typ-2-Diabetes zu erkranken. Dies bezeichnet man als Prädiabetes. Dazu gehört:

- eine gestörte Nüchternglukose: zwischen 100 mg/dl (5,6 mmol/l) und 126 mg/dl (7,0 mmol/l) Nüchternblutzucker sowie
- eine gestörte Glukosetoleranz: oGTT-2-Stunden-Blutzucker zwischen 140 mg/dl (7,8 mmol/l) und 200 mg/dl (11,1 mmol/l).

Oraler Glukosetoleranztest (oGTT)	
Unter 140 mg/dl	140 - 199 mg/dl
Unter 7,8 mmol/l	7,8 - 11,0 mmol/l
Kein Diabetes	Prädiabetes

Wie misst man den Blutzucker?

Der Blutzuckerwert wird je nach Region in zwei unterschiedlichen Werten angegeben:

- *Westdeutschland:* mg Zucker/Deziliter Blut (abgekürzt: mg/dl),
- *in den meisten Ländern der Welt und Ostdeutschland:* Millimol pro Liter (abgekürzt: mmol/l). Hier handelt es sich um Bezeichnungen aus der Fachsprache der Chemie und man bezieht sich auf das sogenannte Molekulargewicht, das für viele Substanzen bekannt ist und berechnet werden kann.

Findest du den Blutzucker in mmol/l, sind damit die gelösten Zuckerteile pro Volumen gemeint. Bei mg/dl bezieht man sich auf das Gewicht des gelösten Zuckers pro Volumen.

Da beide Maßeinheiten vorkommen, ist es wichtig, bei der Messung immer genau darauf zu achten, in welcher der beiden Einheiten der Wert angegeben ist. Damit vermeidest du, die falsche Menge Insulin zuzuführen, wenn du es benötigst.

Blutzuckermessgeräte verwenden in der Regel immer nur eine der beiden Einheiten. Damit wird verhindert, dass man die Anzeige aus Versehen umschaltet und den errechneten Wert falsch versteht.

Man kann diese Werte auch ineinander umrechnen:

- 1 Milligramm pro Deziliter × 0,0555 = Millimol/Liter (mmol/l)
- 1 Millimol pro Liter × 18 = Milligramm pro Deziliter (mg/dl)

Im Internet findest du auch hilfreiche Umrechnungs-Tools zur Berechnung des richtigen Blutwerts, zum Beispiel:

www.diabsite.de/diabetes/labor/umrechnung.html (Adresse s. Anhang).

Die Blutzuckerwerte kann zum einen ein Arzt im Labor bestimmen, jedoch helfen kleine Blutzuckermessgeräte im Alltag, den Blutzucker zu kontrollieren. Am besten, du besprichst mit deinem Arzt, wie oft eine solche Messung stattfinden sollte.

Als grobe Orientierung gilt: Für diejenigen, die noch ohne Medikamente auskommen, reicht eine Messung pro Woche. Nimmst du Medikamente ein, aber noch kein Insulin, solltest du alle zwei Tage messen. Erst wenn du Medikamente und Insulin einnimmst, musst du einmal täglich messen.

Du kannst den Blutzucker aus Kapillarblut, Vollblut oder Blutplasma bestimmen. Normalerweise bestimmt man den Blutzucker aus einer sehr kleinen Probe aus der Fingerbeere. Das nennt man Kapillarblutmessung. Damit du nicht dauernd zum Arzt musst, kannst du dich auch selbst am Mittelfinger, Ringfinger oder dem kleinen Finger messen. Da Daumen und Zeigefinger mehr Tastsensoren aufweisen als die anderen Finger, ist die Messung dort schmerzhafter.

Was versteht man unter dem »Nüchternblutzucker«?

Dieser Wert wird aus dem Blut einer Vene (sog. venöses Plasma) bestimmt. Willst du diesen Wert, darfst du zum Zeitpunkt der Messung mindestens 8 Stunden nichts gegessen und nichts Zuckerhaltiges getrunken haben. Normal misst man gleich am Morgen. Werte von 100 bis 125 mg/dl (5,6 bis 6,9 mmol/l) sind ein Hinweis auf einen Prädiabetes.

Achtest du nicht auf Mahlzeiten bei der Messung,

spricht man vom »Gelegenheitszuckerwert«. Ein Arzt will da sicherer sein: Führt er einen oralen (oral = »zum Mund gehörend«) Glukosetoleranztest (oGTT) durch, misst er die Glukosekonzentration im Blut zwei Stunden nach dem Genuss von 75 g Traubenzucker.

Nüchtern sollte der Wert unter 100 mg/dl (5,6 mmol/l) liegen.

Was ist eigentlich ein »normaler« Blutzucker?

Bist du gesund, liegt der Nüchternblutzucker (das heißt, dass du 8 bis 10 Stunden nichts gegessen hast) unter 100 mg/dl (5,6 mmol/l). Nach dem Essen bleibt der Blutzucker normalerweise unter 140 mg/dl (7,8 mmol/l).

In der Regel schwankt der Blutzuckerwert im Laufe des Tages, je nachdem, ob du schon lange nicht mehr oder kurz vorher gegessen hast. Meistens ist der Blutzuckerwert morgens am niedrigsten und erreicht etwa zwei Stunden nach einer Mahlzeit seinen höchsten Wert. Die folgende Tabelle zeigt dir die Normalwerte in Abhängigkeit vom Alter:

Alter der jeweiligen Person	Normalwertbereich in mg/dl (100 mg/dl = 5,6 mmol/l)	Normalwertbereich in mmol/l
Kinder ab dem 3. Lebenstag	nüchtern: 65 - 100 2h nach dem Essen: 80 - 126	nüchtern: 3,6 - 5,6 2h nach dem Essen: 4,5 - 7,0
Erwachsene 18-71 Jahre	nüchtern: unter 100 2h nach dem Essen: unter 140	nüchtern: unter 5,6 2h nach dem Essen: unter 7,8

Die Zeitschrift »Eat smarter« (s. Anhang, Quellen, Baumgarten M) hat Blutzuckerwerte für Gesunde sowie für Menschen mit unbehandeltem Diabetes verglichen (Erwachsene):

	Nüchternblutzucker	Gelegenheitszucker	OGGT (Glukosetoleranztest)
Gesunde	unter 100 mg/dl (5,6 mmol/l)	unter 130 mg/dl (7,2 mmol/l)	unter 140 mg/dl (7,8 mmol/l)
Diabetes unbehandelt	über 126 mg/dl (7,0 mmol/l)	über 180 mg/dl (10 mmol/l)	über 200 mg/dl (11,1 mmol/l)

Von Prädiabetes spricht man demnach, wenn die Zuckerwerte zwischen denen von Gesunden und Erkrankten liegen. Dann kannst du in naher Zukunft unter Diabetes leiden, wenn du nicht auf dich achtest.

Sind die Blutzuckerwerte nicht im Normbereich, kann das neben der Nahrungsaufnahme (Stichwort: nüchtern) auch durch bestimmte Medikamente verursacht werden. In der Regel sind diese bekannt. Kannst du diese Gründe jedoch ausschließen, können folgende Krankheiten oder spezielle Faktoren dahinterstecken:

- Zuckerkrankheit oder Diabetes mellitus. Zusätzlich können verschiedene Beschwerden darauf hinweisen: Gewichtsverlust, Durst, häufiges Wasserlassen und geringe Belastbarkeit
- Schwangerschaft oder kürzliche Geburt
- Fehl- oder Mangelernährung
- Enzymmangel (Enzym s. Anhang, Lexikon)

Folgende Zielgrößen schlägt die Deutsche Diabetes Gesellschaft zur Diabetesbehandlung vor:

Zielgröße	Plasmaglucosewert
nüchtern/(vor dem Essen =) präpandial	100 – 125 mg/dl
postpandial/nach dem Essen	140 – 199 mg/dl
HbA1c-Wert (s. Folgendes, je nach Alter Vorerkrankungen, Gesamtgesundheit)	6,5 % – 7,5 %

Gefährliche Blutzuckerwerte sind:

- über eine längere Zeit erhöhte Werte:
- Nüchternwert über 126 mg/dl (7,0 mmol/l)
- nach einer Mahlzeit über 200 mg/dl (11,1 mmol/l)
- Akut gefährlich, das heißt: Gefahr des diabetischen Komas: Werte ab etwa 600 mg/dl (33,3 mmol/l).

Ist dein Blutzuckerwert zu hoch?

Hast du zu viel Traubenzucker (Glukose) im Blut, spricht man von Überzuckerung (über 160 mg/dl (8,8 mmol/l)). Das ist ebenso wie bei der Unterzuckerung eine Entgleisung des Stoffwechsels.

Dies kann bei allen Diabetes-Patienten vorkommen. Der Grund kann sein, dass sie insulinfreisetzende Arzneimittel (vor allem Sulfonylharnstoffe) einnehmen. Auch Diätfehler oder medikamentöse Therapien (zum Beispiel mit Kortison wie bei MS) können die Ursache sein. Oder du hast mehr Ruhe als sonst üblich oder eine zu große Portion gegessen.

Du bemerkst einen erhöhten Blutzucker zum Beispiel an:

- einem erhöhten Durstgefühl oder trockenem Mund
- Sehstörungen
- starkem Harndrang
- Müdigkeit

Das musst du so bald wie möglich behandeln lassen, sonst musst du auf Dauer mit einer Verkalkung der Blutgefäße, einer Nierenschwäche oder einem Schlaganfall rechnen. Beobachtest du öfter einen zu hohen Zuckerwert, leidest du vermutlich unter einer der folgenden Krankheiten:

- Diabetes mellitus
- Schwangerschaftsdiabetes (Gestationsdiabetes)
- Hormonstörungen durch Tumore im Nebennierenmark oder der Hirnanhangsdrüse
- Erkrankungen der Bauchspeicheldrüse
- bestimmte Erbkrankheiten

Um etwas dagegen zu tun, musst du den Blutzucker messen und gegebenenfalls Insulin spritzen. Kommt Derartiges öfter vor: besser mit deinem Arzt sprechen.

Leidest du unter Diabetes mellitus Typ 2, liegt dein Nüchternwert etwa bei 126 mg/dl oder 7 mmol/l. Nach dem Essen kann dieser Wert auf bis zu 180 mg/dl oder 10 mmol/l ansteigen. Besteht bei dir der Verdacht auf Diabetes mellitus, wird auch der HbA1c-Test (s. folgendes) durchgeführt.

Leidest du unter Schwangerschaftsdiabetes, wird dies auch in deinen Vorsorgeuntersuchungen getestet. Dafür macht man einen oralen Glukosebelastungstest. In diesem Rahmen werden drei verschiedene Werte ermittelt: dein Nüchternwert, anschließend bekommst du Zucker zu essen oder eine Zuckerlösung zu trinken. Nach etwa 1 und 2 Stunden danach wird der Blutzucker ermittelt. Folgende Norm- und Grenzwerte gelten dafür:

- *Nüchternzucker:* 90 mg/dl (5,1 mmol/l)
- *nach 1 Stunde:* 180 mg/dl (10 mmol/l)
- *nach 2 Stunden:* 155 mg/dl (8,5 mmol/l)

Bereits wenn einer der drei Werte über dem Grenzwert liegt, ist ein Schwangerschaftsdiabetes wahrscheinlich.

Folgen eines erniedrigten Blutzuckerspiegels

Ein Zuckerwert wird als zu niedrig eingestuft, wenn er unter 70 mg/dl oder 3,9 mmol/l liegt. Dabei tritt eine Unterzuckerung öfter bei Menschen auf, die sich regelmäßig Insulin spritzen müssen. Das sind beispielsweise Typ-1-Diabetiker.

Ist dein Blutzuckerspiegel zu niedrig, kannst du Hungergefühle, aber auch weiche Knie oder Sprachstörungen bekommen, müde werden bis hin zu Schwindelattacken und Schweißausbrüchen. Manche werden aggressiv oder verwirrt.

Mögliche Ursachen dafür sind:

- Insulinüberdosierung infolge einer Diabetestherapie
- Überproduktion von Insulin infolge eines Tumors in der Bauchspeicheldrüse
- Störungen des Hormonhaushalts
- anstrengende körperliche Arbeit bei zu wenig Nahrung
- Mangelernährung infolge von Alkoholgenuss, Fasten oder Nahrungsverweigerung
- schwerer Leberschaden, zum Beispiel infolge einer Leberzirrhose
- Alkoholaufnahme, wenn man nüchtern ist

Spürst du eines der Symptome, solltest du etwas essen oder trinken, z. B. Traubenzucker, Apfelsaft oder Cola, anschließend den Blutzucker messen. Ist der Blutzucker nicht in den Griff zu bekommen, ärztlichen Rat einholen.

Bei schlimmeren Problemen wie einem Kreislaufkollaps, Krampfanfällen oder sogar einem Schockzustand: den Notruf wählen und Hilfe holen.

Kinder und ihr Blutzucker – die Zahlen

Da die Schmerzempfindlichkeit am Ohrläppchen relativ gering ist, misst man den Blutzucker bei Säuglingen oder Kleinkindern meist dort.

Hatte die Mutter einen Schwangerschaftsdiabetes, haben die Neugeborenen oft einen zu niedrigen Blutzucker direkt nach der Geburt. Deshalb ist es dann besonders wichtig, eine andauernde Unterzuckerung zu verhindern, damit das Kleine keine Folgeerkrankungen bekommt.

Die Zielwerte sind bei:

- *Babys und Kleinkindern:*
  100 bis 120 mg/dl (5,6 – 6,7 mmol/l)
- *bei Kindern/Jugendlichen:*
  120 bis 140 mg/dl (6,7 mmol/l – 7,8 mmol/l)

Der HbA1c-Test

Besteht der Verdacht, dass deine Blutzuckerwerte nicht in Ordnung sind, wird ein HbA1c-Test gemacht. Das entspricht einem Langzeitblutzuckerwert, das heißt, du erfährst, wie sich dein Blutzucker im letzten Vierteljahr entwickelt hat. Damit kann festgestellt werden, ob du an Diabetes erkrankt bist oder nicht, bzw. ob gegebenenfalls deine Medikamente ausreichen.

Der Test besteht aus zwei Namen und deren Abkürzungen:

- Hb = Abkürzung für den Farbstoff der roten Blutkörperchen, genannt »Hämoglobin«
- A1c = eine blutzuckerbindende Eiweißkette.
- Zusammen steht HbA1c für den »verzuckerten« Anteil des Hämoglobins.

Der HbA1c ist im Grunde die Abkürzung für den Langzeitzuckerwert. Er ist sehr wichtig, da er Auskunft über den durchschnittlichen Blutzuckerspiegel der letzten zwei bis drei Monate gibt. Damit kannst du erkennen, wie viel Blutzucker sich in den letzten Monaten an die roten Blutkörperchen gebunden hat. Je niedriger er ist, desto besser für die Betroffenen. Ideal ist ein HbA1c-Wert unter 6%.

Wenn der Blutzuckerspiegel längere Zeit erhöht ist, löst sich die Bindung zwischen Zucker und Hämoglobin nicht mehr, sodass sie über die gesamte Lebensdauer des Blutkörperchens fortbesteht, also zirka drei Monate. Der Wert wird auch als Blutzuckergedächtnis bezeichnet.

Auch dieser HbA1c-Wert wird seit dem 1. April 2010 nicht mehr in Prozent, sondern in Millimol pro Mol Hämoglobin (mmol/mol) berechnet. Die bisherige magische Sieben – also 7% – heißt jetzt 53 mmol/mol, die der obere Zielwert der Blutzuckereinstellung sein sollte. Auch diesen Wert kannst du selbst umrechnen: *HbA1c [%] = HbA1c [mmol/mol] x 0,09148 + 2,152*. Bist du gesund, liegt der Wert zwischen 4,5 und 5,7%, bist du krank, über 6,5%.

Folgende Website hilft dir, damit du die Werte umrechnen kannst: *https://diabetes-anker.de/diabetes-grundwissen/langzeit-blutzuckerwert-hba1c-welcher-zielwert-passt-zu-meinem-leben/*. Der neue Wert bezieht sich auf eine genauere Messmethode, die Verunreinigungen durch andere körpereigene Hämoglobine (Blutfarbstoffe) leichter ausschließen kann, und beruht auf einer international standardisierten Messmethode. Das hat den Vorteil, dass Forscher wissenschaftliche Studiendaten weltweit besser vergleichen können. Aber auch Diabetiker verstehen bei Auslandsaufenthalten ihre Werte besser, wenn sie die Daten in ausländischen Labors bestimmen lassen müssen.

Je nach persönlicher Lebenssituation, zum Beispiel auch der Diabetesdauer, liegt der individuelle HbA1c-Zielwert zwischen 6,5% (47,5 mmol/mol) und 8,5% (69,4 mmol/mol).

Der Wert ist relativ großzügig gewählt, denn wer mit Insulin oder anderen blutzuckersenkenden Medikamenten versucht, den HbA1c-Wert möglichst gering zu halten, riskiert möglicherweise gesundheitsschädliche Unterzuckerungen, die Stürze begünstigen oder dem Gehirn schaden können.

Zeigen deine Werte einen Prädiabetes an? Um dies festzustellen, gibt es folgende Möglichkeiten:

- *HbA1c:* Der Blutzucker-Langzeitwert (s. vorangegangenes Kapitel) liegt bei 5,7 bis 6,4% (39 bis 47 mmol/mol).
- *Der Nüchternblutzucker:* Werte von 100 bis 125 mg/dl (5.6 – 6,9 mmol/l)
- *Oraler Glukosetoleranztest (oGTT):* 140 bis 199 mg/dl (7,8 bis 11,0 mmol/l)

Die Blutdruckwerte

Auch die Blutdruckwerte sind wichtig, um keinen Diabetes Typ 2 zu bekommen. Die folgenden Werte stammen aus meinem Buch »Bluthochdruck natürlich behandeln« (s. Anhang, Quellen). Dort findest du mehr dazu, wie du einen Bluthochdruck selbst behandeln kannst.

Wenn du weißt, wie hoch dein Blutdruck ist, die Cholesterinwerte etc. kennst, kannst du sehen, ob du möglicherweise etwas tun musst, um eventuell zu hohe Werte zu korrigieren. Die Maßeinheit für die Blutdruckwerte ist »mmHg« – das bedeutet: Millimeter Quecksilbersäule. Das ist eigentlich eine veraltete Maßeinheit für Druck, die inzwischen in anderen Bereichen durch die Maßeinheit Pascal (Pa) ersetzt wurde. International würde 1 mmHg einem Wert von 133 Pa entsprechen.

Die folgende Tabelle kann dir helfen, deine Behandlungsbedürftigkeit zu erkennen: Normale und erhöhte Blutdruckwerte lassen sich wie folgt unterscheiden:

	Oberer Wert (systolisch, mm Hg)	Unterer Wert (diastolisch, mm Hg)	Empfehlung
	Normaler Blutdruck		
Optimal	Unter 120	Unter 80	Hohe Lebenserwartung!
Normal	Unter 130	Unter 85	
Noch normal	130 - 139	85 - 89	Häufiger kontrollieren
Grenzwertig	140 - 149	90 - 94	Ärztliche Behandlung
	Hoher Blutdruck		
Leicht erhöht = Grad 1 Hypertonie	140 - 159	90 - 99	Ärztliche Behandlung
Mittelschwer erhöht = Grad 2 Hypertonie	160 - 179	100 - 109	Ärztliche Behandlung
Stark erhöht = Grad 3 Hypertonie	Über 180	Über 110	dringend ärztliche Behandlung empfohlen!

Diabetes, Nieren- und Herzerkrankungen stellen Risiken dar, die schon bei niedrigeren Blutdruckwerten einen Arztbesuch erfordern.

Bei Kindern ist der Blutdruck niedriger als bei Erwachsenen. Der systolische Wert liegt bei ihnen je nach Alter zwischen 90 und 120 mmHg, der diastolische unter 90 mmHg.

Die Cholesterinwerte

Auch die Cholesterinwerte sind wichtig, um etwas für deine Gesundheit zu tun und keinen Herzinfarkt und/oder Diabetes Typ 2 zu bekommen. Die folgenden Werte stammen aus meinem Buch »Cholesterin natürlich senken« (s. Anhang, Quellen). Dort findest du mehr dazu, wie du einen zu hohen Cholesterinwert selbst reduzieren kannst.

Cholesterin (chemisch korrekt: Cholesterol) ist eine

für den Menschen lebensnotwendige fettähnliche Substanz. Unter einem Fett – in der Fachsprache Lipid – fasst man wasserunlösliche Nahrungsstoffe zusammen.

95% unseres Cholesterins sind im Wasser nicht löslich und damit auch nicht im Blut. Deshalb findet man es in Reinform nur in den Zellen und in der Leber. Im Blut selbst liegt es an Eiweißstoffe gebunden vor.

Cholesterin findest du nur in tierischen Lebensmitteln wie Fisch, Fleisch, Wurst, Butter, Milch und Sahne, in Pflanzen gibt es diese Form der Fette nicht.

Da Cholesterin in pflanzlichen Produkten nicht vorkommt, haben Vegetarier in der Regel niedrigere Cholesterinwerte. Sie haben auch deutlich weniger schädliche Cholesterinfraktionen darin. Außerdem bietet die pflanzliche Kost ein günstigeres Verhältnis von mehrfach ungesättigten zu gesättigten Fettsäuren. Diese Gegebenheiten hält man auch für den Grund, dass Vegetarier seltener einen Herzinfarkt erleiden.

In der Broschüre der Albert Schweitzer Stiftung ist es zusammengefasst:

	Fleischesser	Vegetarier	Veganer
LDL-Cholesterin im Blut	124 mg/dl	104 mg/dl	89 mg/dl
Häufigkeit von Bluthochdruck Männer/Frauen	15 % Männer	9,8 % Männer	5,8 % Männer
	12,1 % Frauen	8,9 % Frauen	7,7 % Frauen
Häufigkeit von Diabetes	7,60 %	3,20 %	2,90 %

Tabelle aus: »Selbst-Wenn-Broschüre der Albert Schweitzer Stiftung« (s. Anhang, Quellen: Albert …)

Der Cholesteringehalt von Fleisch ist dabei unterschiedlich und variiert von Tier zu Tier.

	Fett [%]	Eiweiß [%]	Energie [KJ/100 g]	Cholesterin [mg/100g]
Vogel Strauß	1,2	22	440	58
Rind	15	22	660	63
Schwein	25	28	1340	105
Geflügel	1,3	24	480	70

Tabelle aus Sudhop R: »Straußenhaltung«.- BIOTHEMEN, Marxzell (s. Anhang, Quellen)

Etwa 5% des Körpercholesterins zirkulieren im Blut, der Rest ist in der Leber oder in Körperzellen gebunden.
Es gibt etwa 140 g Cholesterin im Körper. Seine Aufgaben bestehen im Aufbau von Zellwänden und es ist Baustein der Isolierschicht von Nervenzellen. Aus ihm werden Gallensäuren (wichtig für die Fettverdauung) sowie Vitamin D hergestellt. Es ist die Vorstufe von Sexualhormonen und Cortison, einem körpereigenen Hormon, das für die Entzündungsabwehr im Körper erforderlich ist.

Dein persönlicher Cholesterinwert wird entscheidend durch die Art geprägt, wie du lebst und dich ernährst.

Das »gute« und das »böse« Cholesterin

Es ist noch gar nicht so lange her, da galt Cholesterin generell als schädlich. Dann sprach man vom guten und schlechten Cholesterin. Bedeutend für die Gesundheit ist jedoch das Verhältnis der beiden Cholesterinpartikel HDL und LDL.

Da Cholesterin nicht wasser-, sondern als Fett nur fettlöslich ist, benötigt es eine Substanz zum Transport durch das Blut: wasserlösliche Eiweißkörper, von denen es beim

Transport durchs Blut umhüllt ist. Man nennt solche Verbindungen Lipoproteine, von Lipo = Fett und Protein = Eiweiß, da sie aus Triglyceriden (s. Anhang, Lexikon), Cholesterin und Eiweiß bestehen.

Diese Lipoproteine kann man nach ihrer Größe, ihren Aufgaben und ihrer Dichte unterscheiden. Sie sind kugelförmig und in ihrer »Außenhaut« befinden sich Fette mit wasserlöslichem Anteil sowie das Eiweiß. Auf diese Weise kann das ganze Partikel im wässrigen Anteil des Bluts, dem sogenannten Plasma, gut transportiert werden.

Man unterscheidet vier Lipoproteine, die zusammen das Gesamtcholesterin im Blut enthalten: das HDL, LDL, VLDL und die Chylomikronen.

Lipoproteine mit hoher Dichte nennt man »High Density Lipoproteins«, abgekürzt HDL. Haben sie eine niedrige Dichte spricht man von »Low Density Lipoproteins« oder LDL. Letzteres findet man bereits in frühen Stadien der Gefäßerkrankung als sogenannte »Arteriosklerotische Plaques« in den Arterienwänden. Sie führen schließlich zu einer Verdickung, Verkalkung und Verengung der Gefäßinnenwände. Daher gilt LDL als »schlechtes« oder »böses« Cholesterin, gut zu merken als: Lass Das Lieber. Kann die Konzentration auf unter 120 mg/dl Blut gesenkt werden, so kann man dadurch die Prognose für sogenannte koronare (die Herzkranzgefäße betreffende) Krankheiten verbessern.

HDL ist dagegen das sogenannte »gute« Cholesterin – gut zu merken als: Hab dich lieb. Seine Aufgabe ist es, überschüssiges Cholesterin, das nicht benötigt wurde, aus den Zellen aufzunehmen und zur Leber zu transportieren. Dort wird es z. B. zu Gallensäuren abgebaut und mit dem Stuhl ausgeschieden. Das HDL setzt sich also nicht in den Gefäßen ab. Je mehr davon vorhanden ist, desto mehr überschüssiges Cholesterin kann dem Blut entzogen werden.

Allen Partikeln gemeinsam ist, dass sie als Eiweiß-Fett-Partikel für den Transport des Cholesterins und den Neutralfetten (Triglyceride) sorgen. Sie dienen gemeinsam dazu den wasserlöslichen Transport der Fette im Blutstrom zu ermöglichen.

Schließlich gibt es noch die Chylomikronen: mit ihrer Hilfe wird das im Darm aufgenommene Fett an seinen Bestimmungsort gebracht.

Dann gibt es noch das VLDL-Cholesterin. Dabei handelt es sich um ein Lipoprotein mit sehr niedriger Dichte (Very-low-density-Lipoprotein). Dieses transportiert die Fette zu den Muskelzellen und zum Fettgewebe.

Die Zielwerte bei Diabetes

Deine Zielwerte, um Gefäßschäden etc. zu verhindern, sind:

	Zielwert
Blutdruck:	unter 140/90 mm Hg bei Nierenschädigung: unter 120/80 mm Hg
Blutfette:	LDL-Cholesterin unter 70 mg/dl
Nicht (Non)-HDL-Cholesterin	Weniger als 100 mg/dl
Triglyceride	Weniger als 200 mg/dl
Mikroalbuminurie	Weniger als 10, minimal erhöht weniger als 30
HbA1c	Je nach Alter und Dauer des Diabetes Typ 2: 6 bis 8 %

Erreichst du diese Zielwerte mit einer Ernährungs- und Bewegungsanpassung und auch den vorgeschlagenen Heilpflanzen nicht, ist eine medikamentöse Therapie sinnvoll.

Um Folgeerkrankungen vorzubeugen bzw. solche rechtzeitig zu erkennen, sind folgende regelmäßige Kontrolluntersuchungen beim Arzt zu empfehlen:

- *Viertel- bzw. halbjährlich:* Gewicht und allgemeine Daten zu Wohlbefinden, depressive Verstimmungen, Blutdruck, HbA1c-Wert, Kontrolle und Besprechen der notierten selbst gemessenen Blutzuckerwerte, Mikroalbuminurie, Füße (Ausschluss von Nerven- und Durchblutungsstörungen sowie das Vorhandensein von Wunden), Zähne und Zahnfleisch beim Zahnarzt.
- *Jährlich:* Augenarzt: Untersuchung der Netzhaut; Prüfung der Nervenfunktion, Untersuchung der Beingefühle, Bestimmung der Blutfettwerte (Gesamtcholesterin, LDL-, HDL-Cholesterin, Triglyceride), Bestimmung des Kreatininwertes zum Ausschluss von Nierenproblemen, Zustand von Herz- und Blutgefäßen, dabei eine Untersuchung des Herzens mittels Belastungs-EKG und Ultraschall (Herzsonografie), Überprüfung der Schilddrüsenfunktion; bei Insulinpflicht: Verhärtungen an den Spritzstellen.

Wenn du ins Krankenhaus musst

Manchmal ist es nicht zu vermeiden, dass man als Diabetiker ins Krankenhaus muss. Damit du korrekt behandelt wirst, kannst du dir selbst helfen:

Von den etwa 2.000 Krankenhäusern in Deutschland haben nur 250 Kliniken eine strukturierte Versorgung für Menschen mit Diabetes. Da Patienten mit gut eingestelltem Blutzucker bessere Heilungschancen haben, ist gerade dann eine optimale Einstellung elementar.

Du kannst dir selbst helfen, indem du dich bei der Deutschen Diabetes Gesellschaft (DDG, Adresse s. Anhang) oder der Deutschen Diabetes Hilfe (DE) über die diabetologische Versorgung der jeweiligen Klinik informierst. Das Krankenhaus kann auch für Diabetes zertifiziert sein oder eine Diabetesfachabteilung aufweisen. Die Namen dieser Kliniken sind bei der DDG *(www.deutsche-diabetes-gesellschaft.de/zertifiziertearztpraxenkliniken)* abrufbar. Außerdem hat die DDG ein Zertifikat »Klinik für Diabetespatienten geeignet« erarbeitet, um die Grundversorgung von Patienten mit der Nebendiagnose Diabetes zu verbessern, wenn keine fachdiabetologische Versorgung vorhanden ist.

- Vor jedem Eingriff solltest du mit deinem Hausarzt oder Diabetologen sprechen.
- Unbedingt den aktuell gehaltenen Gesundheitspass Diabetes mitnehmen.
- Wenn möglich eine Liste mitführen oder zumindest damit beginnen, die den Beginn und Verlauf der Diabeteserkrankung aufzeigt.
- Eine Aufstellung aller Medikamente anfertigen und ins Krankenhaus mitnehmen.
- Auch die eigenen Arzneimittel sowie das Blutzuckermessgerät mit genügend Teststreifen nicht vergessen. Wenn du Insulin spritzt: deinen Pen mitnehmen!

IV.

Die Ernährung, mit der du Diabetes Typ 2 verhindern bzw. reduzieren kannst

Unsere Ernährung ist mit Hauptursache für chronische Krankheiten: zu viel Fleisch, zu viel Zucker, zu viel verarbeitete Lebensmittel. Dies treibt weltweit die Sterberate in die Höhe und dennoch spielt die Ernährung im Bewusstsein der Bevölkerung nur eine untergeordnete Rolle. Dabei wird praktisch jede Erkrankung durch die ungesunde westliche Ernährung verstärkt. Die Folge: Es gibt immer mehr Diabetes-, Herz-Kreislauf-, Nieren- und Krebs-Erkrankungen.

Es ist eigentlich ganz einfach: Wer mehr isst als er verbraucht, nimmt zu. Die Ärzte werden von Herz-Kreislauf-Erkrankten und Diabetikern förmlich überrannt. Herz-Kreislauf-Erkrankungen sind in den USA die häufigste Todesursache.

Sogar wenn du schon Prädiabetes hast, kannst du das Risiko, Diabetes Typ 2 zu bekommen, reduzieren. Anpassungen des Lebensstils können die Insulinempfindlichkeit des gesamten Körpers korrigieren – ja es scheint sogar, dass eine Ernährungsumstellung und mehr Bewegung die Blutzuckerwerte effektiver verbessern können als Medikamente.

Was darfst du essen und trinken?

Es gibt Ernährungsfaktoren, die du absolut vermeiden solltest, um Diabetes nicht auch noch zu verstärken. Im Folgenden kannst du lernen, diese zu erkennen, und im Anschluss daran findest du Empfehlungen für bestimmte Ernährungsweisen, die positiv sind.

Das Deutsche Diabetes-Zentrum in Düsseldorf und das Helmholtz Zentrum München arbeiteten für die sogenannte Hochfett-Studie eng zusammen. Eine Gruppe führte Versuche am Menschen, die andere parallel dazu am Mausmodell durch. Die menschlichen Studienteilnehmer – gesunde schlanke Männer – bekamen zum einen ein fettreiches Palmöl-Getränk und zum anderen Wasser zu trinken. Das Palmöl-Getränk entsprach dem Fettgehalt von zwei Cheeseburgern mit Speck und einer große Portion Pommes Frites oder zwei Salami-Pizzen. An beiden Gruppen zeigte sich, dass eine einzige fettreiche Mahlzeit ausreicht, um die Insulinwirkung zu verringern bzw. sogar eine Insulinresistenz hervorzurufen und den Fettgehalt der Leber zu vergrößern. Zusätzlich veränderte sich der Energiehaushalt der Leber. Diese Stoffwechselveränderungen waren so deutlich, dass sie denjenigen von Menschen mit Typ-2-Diabetes oder nicht-alkoholischer Fettlebererkrankung (NAFLD) ähnlich waren.

Fazit dieser Studie: Fettreiches Essen ist für Gesunde ungesund und für Diabetiker erst recht! Auch der Kohlenhydratverbrauch sollte reduziert werden. Das heißt: Eine »Low carb«-Ernährung würde uns allen guttun, weil dadurch vor allem der Zuckerkonsum reduziert wird.

Neue Forschungen zeigen, dass es – vor allem für Jugendliche – nicht gut ist, abends regelmäßig viele Kohlenhydrate mit einem hohen glykämischen Index zu sich zu nehmen. Halten sie sich nicht an diese Empfehlungen, haben junge Erwachsene ein höheres Risiko, an Typ-2-Diabetes zu erkranken.

Der Hintergrund ist, dass die Spiegel vieler Hormone einem 24-Stundenrhythmus unterliegen, der durch die menschliche »innere Uhr« gesteuert wird. So sind wir abends weniger insulinsensitiv, das heißt, unsere Stoffwechselantwort auf unsere Nahrung – vor allem Kohlenhydrate – ist abends geringer als morgens. Zusätzlich ist man während der Pubertät vermindert insulinempfindlich. Auch Studien an Erwachsenen zeigten, dass der regelmäßige Verzehr von Kohlenhydraten, die den Blutzucker stark ansteigen lassen, die Entwicklung eines Typ-2-Diabetes begünstigen. Man nimmt daher an, dass es für die langfristige Diabetesvorbeugung entscheidend ist, am Abend auf Lebensmittel wie zum Beispiel Weißbrot, Instant-Kartoffelpüree oder klebrigen weißen Reis zu verzichten.

Keinesfalls: gesüßte Getränke! Besonders gefährlich, um einen Diabetes zu entwickeln, sind gesüßte Getränke wie Limos und andere gesüßte Flüssigkeiten. Nicht nur, dass sie kalorienreich sind, ihr Zucker wird auch sehr schnell aufgenommen.

Dabei solltest du etwa 1,5 l täglich trinken, weniger nur bei Herzproblemen (besser dann deinen Arzt fragen). Nimmst du weniger zu dir, kann das ein Flüssigkeitsdefizit bedeuten. Die Folge: Das Blut fließt langsamer, Gehirn- und Muskelzellen werden schlechter versorgt. Dieses Phänomen erklärt auch, dass Kopfschmerzen, nachdem man ein großes Glas Wasser getrunken hat, wie durch ein Wunder verschwinden können. Die empfohlene Menge solltest du nicht auf einmal trinken, denn der Körper kann nicht mehr als 1/2 l auf einmal verwerten.

Eine gute Kontrolle, ob du ausreichend trinkst, ist die Farbe deines Urins: Je heller und durchsichtiger er ist, desto besser ist deine Flüssigkeitsbalance. Besonders wichtig ist es, ausreichend zu trinken, wenn du abnimmst. Damit unterstützt du den Stoffwechsel. Ein weiterer Vorteil: Deine Haut wird besser durchblutet und sieht gut aus. Trinkst du zu wenig, sieht die Haut fahl, faltig und müde aus.

Am besten ist und bleibt Wasser, denn Obst- und Gemüsesäfte – so gesund sie sind – enthalten oft sehr viel Zucker. Nehmen wir z. B. Apfelsaft: Ein Glas davon (0,2 l) enthält zirka 22 g Zucker, das entspricht 95 Kcal!

Softdrinks – früher als Erfrischungsgetränke bezeichnet – schmecken in der Regel sehr gut und man hat nach ihrem Genuss sehr schnell wieder ein Verlangen danach. Satt machen sie definitiv nicht. Der Zuckerspiegel steigt nach ihrem Genuss kurzzeitig sehr stark an, fällt aber auch sehr schnell wieder ab. Dann bekommst du erneut Hunger.

Süße Getränke sind wie Süßigkeiten und sollten bei Diabetesgefahr und dem Wunsch, abzunehmen, komplett gestrichen werden. An deren Stelle sollten Wasser, Kräuter- und Früchtetee sowie mit viel Wasser verdünnte Obstsäfte, also Schorlen ohne Zuckerzusatz, stehen.

Wasser aufpeppen: Wenn dir Mineralwasser auf Dauer zu langweilig ist, könntest du es mit einem Schuss Zitronensaft oder ungesüßtem Fruchtsaft aufpeppen. Auch Blättchen von Zitronenmelisse oder Minze in einer Karaffe können den Geschmack verbessern.

Ein bis mehrere dünne Scheiben Ingwer mit kochendem Wasser übergießen und mindestens 5 Minuten ziehen lassen, das schmeckt ausgezeichnet. Ungezuckerter Eistee mit Zitrone ist im Sommer echt lecker.

Ganz ausgezeichnet ist auch ungesüßter grüner Tee. Seine Blätter werden nicht fermentiert – jetzt sagt man oxidiert –, sondern es sind unbehandelte Blätter, die obendrein kleinblättrig und zarter sind als diejenigen des schwarzen Tees.

Die Antioxidantien des grünen Tees können einem Diabetes Typ 2 entgegenwirken, da sie dosisabhängig den Blutzuckerspiegel, die Konzentration des Insulins und zusätzlich die Aktivität der Leberenzyme, die am Zuckerstoffwechsel beteiligt sind, normalisieren.

Sehr positiv ist auch, dass der Tee zur Reduzierung von Übergewicht geeignet ist, da er sogenannte »thermogenetische« Eigenschaften aufweist. Das bedeutet, dass er für eine bessere Energieverwertung im Organismus und damit für eine beschleunigte Fettverbrennung sorgt.

Es wird empfohlen, maximal 3 bis 5 Tassen täglich davon zu trinken, besser nicht mehr, da er auch Koffein enthält. Der Tee sollte aus biologischem Anbau stammen, da im konventionellen Teeanbau vermehrt Pestizide verwendet werden. Dann ist auch nicht mit Nebenwirkungen zu rechnen. Solltest du dennoch Probleme bemerken, besser einen Arzt konsultieren und den Tee nicht mehr trinken. Von einem übertrieben hohen Konsum in der Schwangerschaft wird abgeraten.

Vorsicht Fertiggerichte!

Fertiggerichte enthalten oft zu viel Salz und Fett, aber auch viel Zucker! So viel davon findest du (ein Zuckerwürfel entspricht etwa drei Gramm Zucker) in:

- *Tiefkühlpizza mit Salami (400 g):*
  6 bis 8 Zuckerwürfel (18–24 g Zucker)
- *Kartoffelsalat aus dem Kühlregal (etwa 400 g):*
  9 Zuckerwürfel (27 g Zucker)
- *Rotkohl aus dem Glas (700 Gramm):*
  25 Zuckerwürfel (75 g Zucker)!
- *Fitness-Müsli (etwa 400 g):*
  40 Zuckerwürfel – mit ca. 120 g Zucker gar nicht gesund!
- *Früchtejoghurt (200 Gramm):*
  8 Zuckerwürfel, also 24 g
- *Cornflakes (100 Gramm):*
  12 Zuckerwürfel, also 36 g in ein bisschen Cornflakes!

Viel von der Süße findest du auch in Gewürzgurken, Brot, Frischkäse, Salzstangen und fertigen Salatsoßen. Du siehst also: Es rentiert sich, frisch selbst zu kochen und zum Beispiel Müsli oder Fruchtjoghurt selbst zu mischen.

Auch einige Instantprodukte, wie z. B. fertiger Kartoffelbrei, sind schwierig. Dieses Produkt wird blitzschnell zu Traubenzucker abgebaut und wirkt wie eine Zuckerlösung. Isst man dagegen Kartoffelbrei mit Milch und Butter, steigt der Blutzucker nicht stärker an als bei Kartoffeln selbst.

Betrachtet man die verschiedenen Nahrungsbestandteile, so ist von Brot und Getreide sowie Beilagen wie Nudeln, Kartoffeln, Reis nur die Vollkornvariante zu empfehlen. Weiß- und Toastbrot, Zwieback, Weizen- und Milchbrötchen, Croissants, Hartweizennudeln, geschälter Reis, Pommes Frites, Kroketten, Kartoffelbrei, Pfannkuchen und Kartoffelpuffer sind eher ungeeignet. Nicht zu empfehlen sind ferner süße Backwaren, Süßigkeiten, süße Milchprodukte, Salzgebäck, Chips und Flips.

Auch gezuckerte Obstkonserven, Obstmus und kandiertes Trockenobst sowie süße Obstsorten solltest du nur in Maßen genießen: Banane, Kaki (Sharon), Weintrauben, Kirsche, Ananas, Mango, Honigmelone und Birnen.

Bei Gemüse sind Süßkartoffeln und Mais nicht so gut.

Bei den Fetten sind Schweine-, Gänse- und Butterschmalz ungeeignet, genauso wie Mayonnaise, Sonnenblumen- und Distelöl.

Fisch sollte nicht in Mayonnaise oder Sahne eingelegt sein, auch panierter Fisch ist ungeeignet – der Kalorien wegen. Dasselbe gilt für Fleisch – die panierte Variante ist nicht gut.

Unter den Milchprodukten sind Sahne, Schmand und Crème fraîche ebenso ungeeignet wie Pudding, Milchreis, Fruchtjoghurt, Fruchtquark, Kakaozubereitungen und Fruchtbuttermilch.

Das ist erlaubt und wird empfohlen: Eier: Eine finnische Langzeitstudie über 21 Jahre an 1.000 Männern zwischen 41 und 60 Jahren zeigte, dass diejenigen, die durchschnittlich vier Eier pro Woche aßen, ein um 37% geringeres Risiko zeigten, Diabetes Typ 2 zu entwickeln. Auch die Blutzuckerwerte waren in der Gruppe der Eierkonsumenten niedriger. Maximal werden 5 Eier pro Woche empfohlen.

Hafer als Blutzucker-Regulator

Zum Frühstück ist es das Beste, Haferflocken und Haferkleie – etwa Porridge – zu essen. Hafer enthält reichlich Kohlenhydrate, darunter sogenanntes Beta-Glucan. Dieser Ballaststoff wirkt regulierend auf den Blutzuckerspiegel und kann die Cholesterinwerte senken. Ganz allgemein steigt der Blutzucker mit Hafer (Haferflocken, Haferkleie) nur langsam an. 2 bis 3 EL Hafer zum Frühstück (Porridge, Müsli, Quark) können den Blutzuckerspiegel am Vormittag auf einem gesunden Niveau halten.

Es wird sogar empfohlen, ganze Hafertage einzulegen, sozusagen als Kurzkur. Dies empfiehlt sich insbesondere bei Insulinresistenz. Damit werden die Körperzellen nachweislich wieder empfindlicher für Insulin. Sogar die Medikamentendosis kann nach einer Haferkur in der Regel wieder gesenkt werden.

Am besten, du sprichst vorab mit deinem Hausarzt oder einem Ernährungsmediziner. Während der Kur darf der Hafer nur mit Wasser oder fettfreier Bouillon zubereitet werden. Hältst du das drei Tage durch, kannst du die Kur um einen vierten Hafertag verlängern. Wichtig ist es, währenddessen täglich 2 l kalorienfreie Flüssigkeit (Wasser, Tee) zu trinken und die empfohlene Menge an Haferflocken einzuhalten. Das sind zum Frühstück, Mittagessen und Abendessen je 75 g. Dazu kochst du die Flocken mit 300 bis 500 ml Wasser oder fettfreier Bouillon kurz auf und lässt sie ca. 5 Minuten mit geschlossenem Deckel quellen. Um den Geschmack etwas abwechslungsreicher zu gestalten, kannst du je nach Geschmack Kräuter, Zwiebeln, gedünstetes Gemüse oder Beeren zugeben.

Folgende Mengen sind dabei täglich zusätzlich erlaubt:

- 50 g Erdbeeren oder Himbeeren,
- 100 g Lauch oder Champignons,
- Zwiebeln, Knoblauch,
- Kräuter und Gewürze,
- etwas kalorienfreie Süßungsmittel wie Stevia oder Erythrit (s. Kapitel Teil IX Gesunde Zuckeralternativen) und/oder Zitronensaft.

Nüsse & Co senken das Diabetesrisiko

Para-, Hasel-, Erd- und Walnüsse, Mandeln, Pistazien oder Cashewkerne sollten das ganze Jahr über geknabbert werden. Sie sind reich an Ballaststoffen, Magnesium, ungesättigten Fettsäuren, Vitamin E sowie Antioxidantien und tragen damit nicht nur zur Vorbeugung von Herz-Kreislauf-Erkrankungen bei. Experten fanden heraus, dass bereits eine Menge von 28 g (ca. eine Handvoll) Nüssen täglich ausreicht, um das Diabetesrisiko um 39% zu senken. Auch die Todesfälle in Folge von Diabetes werden dadurch offensichtlich reduziert.

Dabei solltest du nicht mehr als die empfohlene Menge zu dir nehmen, da Nüsse überaus reich an Fetten sind und dementsprechend bei regelmäßigen größeren Verzehrmengen unvermeidlich zur Bildung von Fettpölsterchen führen. Vor allem solltest du dabei zu ungesalzenen, ungerösteten und dementsprechend naturbelassenen Nüssen greifen. Erdnussbutter, Nussecken oder Nuss-Nougat-Creme haben die positive Wirkung nicht.

Um Schimmelpilze zu vermeiden, bewahrst du die

Nüsse besser ungeschält oder fertig gemahlen und portioniert eingefroren auf.

Propionsäure gegen Diabetes

Neuerdings gibt es Versuche mit Propionsäure. Bei der Säure handelt es sich um eine sogenannte kurzkettige Fettsäure, die 1844 entdeckt wurde und im letzten Jahrhundert infolge oft fehlender Kühlmöglichkeiten bei der Konservierung von Brot und Käse eine Schlüsselrolle spielte. Sie ist völlig natürlich und gilt als gesundheitlich unbedenklich. Die Lebensmittelindustrie setzt die Säure heute kaum noch ein, da sie andere Verfahren zur Konservierung hat, wie z. B. die Ultrahocherhitzung. Dennoch wird sie auch heutzutage noch bei bestimmten Backwaren und zur Käseherstellung (dann von Bakterien produziert) verwendet. Und diese Säure soll nun Diabetikern helfen: Nimmst du täglich ein Gramm Propionat ein, soll dies nicht nur gegen Arterienverkalkung wirken, sondern auch den Blutzuckerspiegel normalisieren. Wissenschaftler führen dies darauf zurück, dass die Säure im Darm zwei Hormone freisetzt, die dem Körper zum einen ein Sättigungsgefühl signalisieren und zugleich dazu beitragen, den Zuckerlevel im Blut zu reduzieren.

Auf die Qualität des heute auf dem Markt erhältlichen Propionats musst du allerdings achten. Hochreine Propionsäure wird unter dem Handelsnamen »Propicum« über das Internet oder in Apotheken vertrieben.

Die guten Ernährungsgruppen und geeignete Lebensmittel

Kartoffeln sind als Pellkartoffeln ideal. Bei *Gemüse* sind alle Salatsorten, Bohnen, Sojabohnen, Linsen, Erbsen, Paprika, Möhren, Gurke, Tomate, Fenchel, Aubergine, Artischocken, Spinat, Zucchini, alle Kohlarten, Radieschen, Spargel, Sauerkraut und alle Pilzarten geeignet.

Fette sollten auf 2 EL pro Tag beschränkt werden. Dann sind Oliven-, Raps-, Walnuss-, Lein- und Weizenkeimöl zu empfehlen. Sogar Butter ist in diesen Mengen nicht verkehrt.

Fisch und Meeresfrüchte sollten ein- bis zweimal wöchentlich auf den Tisch kommen, das entspricht etwa 200 bis 250 g pro Portion. Zu empfehlen sind Aal, Forelle, Heilbutt, Hering, Kabeljau, Karpfen, Lachs, Makrele, Sardine/Sardellen, Scholle, Seezunge, Steinbutt, Flusskrebs, Garnelen, Hummer, Krabben und Shrimps.

Wurstwaren und *Fleisch* solltest du nur zwei- bis dreimal pro Woche zu dir nehmen, ca. 200 bis 250 g pro Person. Unter diesen Bedingungen kann man Corned Beef, Putenbrustaufschnitt, Koch- und Lachsschinken, Kassler, Schinken, Zwiebelmettwurst, Aspik, Hühner- und Putenfleisch, Schweine- und Rinderfilet sowie Schweinerücken empfehlen. Eher selten solltest du zu Leber-, Mett- und Weißwurst, Salami, Schinkenspeck, Mortadella, Fleisch-, Bock-, Brat- und Blutwurst, Fleisch- sowie Leberkäse, Nackenfleisch und Bauchspeck greifen.

Von *Milch- und Milchprodukten* incl. Käse solltest du eher die fettreduzierten Varianten wählen. Unter diesen Bedingungen sollte Kochsahne maximal 15% Fett enthalten, die kalorienärmere saure Sahne 10%. Der Fettgehalt in Milch sollte maximal 3,5% sein, Buttermilch und Quark bis 20%, bei Naturjoghurt bis 3,5%. In den USA werden selbst zu Naturjoghurt Mais- und andere Sirup-Arten beigegeben. Ein Naturjoghurt sollte aber lediglich Joghurt und sonst nichts enthalten.

Käse ist in der Regel sehr fettreich. Achte darauf, dass er zumindest nicht mehr als 45 Fett i. Tr. enthält. Schnitt- und Weichkäse, Feta und Mozzarella sind auch in Ordnung.

Nährstoffe – und was sagt die Bauchspeicheldrüse?

Kohlenhydrate bewirken den stärksten Blutzuckeranstieg. Dabei lassen manche Lebensmittel den Blutzucker besonders schnell ansteigen, während andere den Zuckergehalt im Blut langsamer erhöhen. Hier solltest du aufpassen, um starke Zunahmen zu verhindern.

Anregung 1: Hast du bereits erhöhte Blutzuckerwerte, wird ganz allgemein empfohlen, auf eine vollwertige (Vorsicht: Vollkorn wird von 30% der Bevölkerung nicht vertragen) umzusteigen. Das heißt, häufig Gemüse, Hülsenfrüchte, Vollkornprodukte, Nüsse, Samen und Obst zu essen. Gleichzeitig nimmst du dadurch viele Ballaststoffe zu dir, die den Blutzuckerspiegel nur langsam ansteigen lassen.

Anregung 2: Du musst nicht vollständig auf Zucker verzichten, aber große Mengen sollten es nicht sein. Dies gilt vor allem für Fruchtsäfte und Softdrinks, denn sie lassen den Blutzucker schnell und stark ansteigen. Weitere Lebensmittel, die den Blutzucker schnell ansteigen lassen, sind: Weizennudeln, Weißbrot, stärkehaltige Gemüsesorten wie Kartoffeln, Süßigkeiten und süße Aufstriche wie Honig und Marmelade.

Anregung 3: Die Mischung macht's! Eine Mahlzeit sollte Kohlenhydrate, gesunde Fette und Eiweiße (Proteine) aufweisen. Der absolute Vorteil: Isst du Kohlenhydrate gemeinsam mit eiweiß- oder fettreichen Lebensmitteln, fällt der Blutzuckeranstieg nach dem Essen in der Regel deutlich weniger stark aus. Deshalb ist es besser, eine Scheibe Brot mit fettarmem Schinken oder Käse zu belegen, anstatt mit Marmelade oder Honig zu bestreichen. »Gesunde« Fette findest du unter anderem in Fisch, pflanzlichen Ölen wie Oliven- oder Rapsöl, Nüssen, Samen und Avocado. Gute Eiweißquellen sind zum Beispiel Hülsenfrüchte wie Bohnen, Erbsen und Linsen sowie Milch und Milchprodukte, Eier und Thunfisch. Wenig verarbeitete und selbst zubereitete

Speisen sind hier absolut im Vorteil: weniger Salz und Zucker, kaum ungesunde Fette.

Anregung 4: Willst du doch mal süß essen, zum Beispiel Kuchen zum Nachmittagskaffee, so kannst du den blutzuckersenkenden Effekt von Bewegung nutzen. Ein anschließender Spaziergang kann einen starken Blutzuckeranstieg verringern.

Omega-3-Fettsäuren und Diabetes: Das richtige Fett hilft

Fette machen dick, heißt es. Aber gibt es auch gesunde Fette? Braucht man diesen Nahrungsbestandteil überhaupt?

Auch Cholesterin zählt zu den Fetten. Man weiß: Es ist nicht unbedingt gesund. Zum einen kann es der Körper selbst bilden, zum anderen nehmen wir in der Regel mehr als reichlich zu uns (Ausnahme: Vegetarier und Veganer). Also: Welche Fette sind nun gesund?

Benötigst du Fett überhaupt? Fett ist erforderlich, um bestimmte Vitamine aufnehmen zu können, die sogenannten fettlöslichen Varianten wie A, D, E und K. Auch einige lebensnotwendige, sogenannte essenzielle Fettsäuren, musst du zu dir nehmen (s. folgenden Abschnitt).

Fett hilft auch, die Hormone in der Schilddrüse zu regulieren. Die enthaltene Energie benötigst du für Hirn und Muskeln. Selbst das Immunsystem braucht Fett, da es seine Zellen für die Kommunikation untereinander benötigen.

Das heißt, du benötigst bestimmte Fette bzw. Öle auf alle Fälle! Das weiß man sogar genauer: Etwa 60 bis 80 g Fett benötigst du etwa pro Tag. Das entspricht ungefähr 30% der täglichen Kalorienzufuhr. Aber nicht jedes Fett ist gesund. Die Fettzufuhr sollte zu zwei Dritteln aus ungesättigten Fetten bestehen. Da Kokosfett vorwiegend aus gesättigten Fetten besteht, wurde es als ungesund abgestempelt. Dies stellte sich als falsch heraus. Dennoch vermutet man, dass gesättigte Fettsäuren Alzheimer begünstigen. Damit ist jedoch die tierische Fettvariante gemeint.

Reines Fett ist nicht entscheidend für Übergewicht!

Dass reines Fett allein nicht entscheidend für Fettleibigkeit und Herz-Kreislauf-Erkrankungen ist, erkennst du nicht nur an den Amerikanern. Letztere haben es geschafft, den Fettanteil ihrer Ernährung auf 34% herunterzuschrauben und dennoch sind sie noch dicker geworden. Auch die afrikanischen Massai essen sehr viel Fett (60% der Nahrungskalorien), sind rank und schlank und leiden viel seltener unter Arteriosklerose als die fettsparenden Amerikaner. Jedenfalls gibt es viel mehr fettsparende Völker, die trotz fettarmer Ernährung Herzleiden entwickeln als umgekehrt.

Auch hier sind wieder die sogenannten gesättigten tierischen Fette das Problem. Der Zusammenhang zwischen Fettsucht und einer erhöhten Fettzufuhr gilt vor allem für sie, vor allem für fettreiche Milchprodukte (Butter, Sahne, Schmalz), Talg, Speck, Fleisch, Käse und Wurst sowie andere Fleisch-Erzeugnisse, viele Süßwaren (Milchschokolade z. B. enthält sehr viel Fett), Knabberartikel und Fertignahrung. Dagegen sind ungesättigte Fettsäuren aus verschiedenen Gründen weniger für die Fetteinlagerung verantwortlich.

Nicht alle tierischen Fette sind ungesund

Neueste Erkenntnisse zeigen, dass nicht alle tierischen Fette ungesund sind: Die Milch scheint Fette zu enthalten, die Gesundheitsrisiken senken.

Was du dir merken solltest, ist folgendes: »Ungesättigte« Fettsäuren sind gesund, da sie den Cholesterinspiegel senken und gegen Entzündungsprozesse wirken. »Gesättigte« tierische Fettsäuren sind dagegen ungesund (Ausnahme: Milch).

Gesättigte Fettsäuren sind der Nahrungsfaktor mit der ungünstigsten Auswirkung auf das sogenannte LDL-Cholesterin (Low density lipoprotein) – die ungesunde Variante des Cholesterins (leichter zu merken als LDL = Lass Das Lieber). Je nach Stoffwechsel führen sie zu einem Anstieg des LDL-Cholesterins. Dies beruht auf einer verminderten Aufnahme von LDL aus dem Blut in die Zellen, da durch die gesättigten Fettsäuren die Aktivität der LDL-Andockstellen vermindert wird. Die Wirkung der einfach ungesättigten Fettsäuren beruht darauf, dass durch sie gesättigte Fettsäuren ersetzt werden. Gleiches gilt im Wesentlichen auch für die mehrfach ungesättigten Fettsäuren. Die sogenannten Omega-3-Fettsäuren stellen einen nützlichen Anteil in der Ernährung zur Verhinderung der Folgen der Arteriosklerose dar, da sie auf die Herzmuskelzellen eine stabilisierende Wirkung haben und damit helfen, Herzrhythmusstörungen zu verhindern.

Gesättigte und ungesättigte Fette

Optimal ist ein Verhältnis von 1:2 – gesättigte zu ungesättigten Fettsäuren. Bei den einfach ungesättigten Fettsäuren ist die Ölsäure sehr gut, bei den mehrfach ungesättigten Fettsäuren sind die Omega-3-Fettsäuren am besten.

Ungesättigte Fettsäuren sind in pflanzlichen Ölen wie z. B. Oliven-, Raps-, Lein-, Maiskeim- und Sonnenblumenöl enthalten.

Früher nahm man an, dass nur die mehrfach ungesättigten Fettsäuren wertvoll für den menschlichen Organismus sind. Das stellte sich als falsch heraus. Heute ist bekannt, dass gerade die einfach ungesättigten Fettsäuren in Kombination mit mehrfach ungesättigten Fettsäuren gesund sind. Olivenöl hat hier eine sehr gute Kombination: Es besteht zu etwa 78% aus einfach ungesättigten Fettsäuren, vor allem der Ölsäure, und zu etwa 12% aus mehrfach ungesättigten Fettsäuren. Nur 10% gesättigte Fettsäuren sind in ihm enthalten.

Günstig ist auch das beliebte Rapsöl. Verwendest du es zum Kochen, besser die raffinierte Variante bevorzugen, da es hitzebeständiger ist. Die native Version nutzt du besser für Rohkost. Dasselbe gilt für Olivenöl.

Besonders günstig sind die ungesättigten Fettsäuren aus fettreichen Meeresfischen wie Makrele, Hering und Lachs. Sie beeinflussen den Blutdruck, die Fließeigenschaften des Blutes und den Herzrhythmus positiv.

Die essenziellen (lebensnotwendigen) Fettsäuren

Es gibt lebensnotwendige Fettsäuren, die der Körper nicht selbst bilden kann. Du musst sie also über die Nahrung zuführen. Es handelt sich dabei generell um ungesättigte Fettsäuren. Dazu gehören die Omega-3-Fettsäuren mit den komplizierten Namen »Alpha-Linolensäure«, »Eicosapentaen«- (EPA) und »Decosahexaensäure« (DHA) sowie die Omega-6-Fettsäuren »Linol-« und »Arachidonsäure«.

Sie sind wichtige Bausteine der Zellmembranen (Zellbegrenzungen) und Ausgangssubstanzen für mehrere Gewebshormone, die für viele lebensnotwendige Abläufe in den Körperzellen benötigt werden. Gerade sie sind auch unverzichtbar für die Aufnahme der fettlöslichen Vitamine A, D, E und K.

Da die beiden Fettsäuretypen (Omega-3- und Omega-6-Fettsäuren) bei den genannten Aufgaben jeweils eigenständige Rollen spielen, können sie sich nicht gegenseitig ersetzen.

Leinöl enthält am meisten, Walnuss-, Raps-, Soja- sowie Weizenkeimöl zu nennenswerten Anteilen Alpha-Linolensäure.

In Fischöl überwiegt der Anteil an EPA und DHA. Diese beiden Omega-3-Fettsäuren sind im Organismus etwa dreimal wirksamer als Alpha-Linolensäure.

Aufgrund entsprechender Studien kann man inzwischen

davon ausgehen, dass Omega-3-Fettsäuren die Cholesterin-Werte normalisieren, den Blutdruck senken und die Fließeigenschaften des Blutes verbessern. Außerdem schwächen sie Entzündungsreaktionen im Körper. Dies beugt Arteriosklerose vor. Sie sind das Anti-Aging-Präparat schlechthin.

Leinsamen enthält sehr viele ungesättigte Fettsäuren. Sind sie gequetscht oder aufgebrochen, können die Fettsäuren leichter vom Körper aufgenommen werden und durch ihre entzündungshemmende Wirkung Rheumaerkrankungen vorbeugen und lindern.

Der Optimalbedarf für die Omega-3-Fettsäuren EPA und DHA liegt bei 350 bis 400 mg pro Tag (s. folgende Tabelle). Von der Alpha-Linolensäure solltest du 1 g pro Tag zu dir nehmen, eine Menge, die in etwa 100 bis 150 g Fisch enthalten ist. Im Durchschnitt essen wir jedoch nur etwa 20 g Fisch am Tag. EPA und DHA können jedoch zum Teil aus Alpha-Linolensäure gebildet werden. Deshalb solltest du zur ausreichenden Versorgung mit Omega-3-Fettsäuren regelmäßig Alpha-Linolensäure-reiche pflanzliche Öle wie Lein-, Hanf-, Raps-, Walnuss- und Sojaöl zu dir nehmen. Etwas Omega-3-Fettsäuren enthalten auch Walnüsse, Leinsamen, sogar manche Algen und Algenöl, Soja-Produkte, grüne Blätter, Gemüse und auch Omega-3-haltige Margarinen.

Fische und Fischölpräparate

Trotz der hohen Empfehlungen wurde ein Mangel an Omega-3-Fettsäuren bisher bei Erwachsenen noch nicht festgestellt. Normalerweise ist die Versorgung damit – unter Einbeziehung regelmäßiger Seefischmahlzeiten und der genannten Speiseöle – kein Problem, sodass man Fischöl- oder Leinölpräparate hierfür in der Regel nicht benötigt. Zudem liefern sie nicht das in Seefischen vorkommende Jod, von dem die meisten zu wenig aufnehmen. Dazu kommt, dass die Verbraucherzentrale davor warnt, höhere Mengen zu konsumieren, als man üblicherweise mit der Nahrung zu sich nimmt, denn zu viel davon kann zu Nebenwirkungen führen. Dazu gehören z. B. verlängerte Blutgerinnungszeiten und spontane Blutungen. Dies ist sicherlich der Grund, warum der Gesetzgeber bei Nahrungsergänzungsmitteln und/oder angereicherten Lebensmitteln fordert, die Verbraucher darüber zu unterrichten, dass eine tägliche Gesamtaufnahme aus diesen Lebensmitteln von 5 g EPA und DHA kombiniert, nicht überschritten werden darf. Gleichzeitig betont er jedoch, dass 2 g DHA und EPA täglich nötig sind. Es schadet daher nicht, wenn du vor der Einnahme von Fischöl- und Leinölpräparaten deinen Arzt fragst, ob er diese Maßnahme empfiehlt. Ein absoluter Grund für die Einnahme der entsprechenden Präparate ist sicherlich, wenn du keinen Fisch magst.

Welche Lebensmittel enthalten die wertvollsten Fettsäuren? Hohe Gehalte von über einem Gramm der speziellen Omega-3-Fettsäuren sind in Fischen zu finden, am meisten enthalten Makrele, Hering, Thunfisch, Heilbutt, Lachs und Aal. Aber du findest sie auch in Dorsch, Schellfisch, Scholle, Sardine, Barbe, Rot- und Goldbarsch sowie in Süßwasserfischen wie z. B. Forelle, Renke und Hecht, wie die folgende Tabelle zeigt:

	Eikosapentaensäure (= EPA)(mg/100 g verzehrsfähiges Lebensmittel)	Alpha-Linolensäure (g/100 g verzehrsfähiges Lebensmittel)
Lachsöl-Konzentrat	33.000	
Lebertran	20.000	
Hering (Atlantik)	2040	0,1
Bismarckhering	1830	0,1
Salzhering	1760	0,1
Wildlachs	1400	
Sardinen in Öl	1200	0,2
Makrele (geräuchert)	1020	0,2
Zuchtlachs	750	0,4
Hering (Ostsee)	740	0,2
Makrele	630	0,3
Sardine	580	–
Schwarzer Heilbutt, geräuchert	450	0,1
Kabeljau	300	
Aal	260	0,7
Rotbarsch (Goldbarsch)	260	0,1
Scholle	250	–
Heilbutt (schwarz)	250	–
Seehecht (Europa)	240	–
Karpfen	190	0,2
Forelle	140	–
Heilbutt (weiß)	140	–
Seelachs	100	–
Zander	80	–
Kabeljau (Dorsch)	70	–
Schellfisch	70	–
Flunder	50	–
Seezunge	30	–

Tabelle: Alpha-Linolensäure und EPA-Gehalt (beide Omega-3-Fettsäuren) einiger gängiger Fischsorten

Magst du keinen Fisch, ist Leinöl ideal. Verzehrst du es täglich, führt dies zu einem deutlichen Anstieg der langkettigen Omega-3-Fettsäuren im Blut.

Fazit: Fette sollten auf zwei Esslöffel pro Tag beschränkt werden. Dann sind Oliven-, Raps-, Walnuss-, Lein- und Weizenkeimöl zu empfehlen.

Versteckte Fette solltest du vermeiden, wann immer möglich. Du findest sie oft in verarbeiteten Lebensmitteln wie zum Beispiel Wurst, Gebäck, Süßwaren, Fast-Food und Fertigprodukten. Dazu kommen die sogenannten Transfette, die oft produktionsbedingt im Lebensmittel enthalten sind und die unser Körper nicht verarbeiten kann. Sie entstehen z. B durch das Frittieren und Braten. Aber auch industriell entstehen sie beim Härten von Ölen, um streichfähige Fette herzustellen.

Tatsächlich ist die Empfehlung, nur selten Fleisch und Wurst zu essen sowie beim Kochen und Braten Pflanzenöle zu verwenden, wissenschaftlich abgesichert. Vor allem Oliven- und Rapsöl sollten beim Kochen griffbereit sein. Stellst du deine Ernährung auf diese Faktoren um, darfst du mit Recht auf ein geringeres Risiko für Herz-Kreislauf-Erkrankungen hoffen. Diese Kostform musst du jedoch länger als zwei Jahre beibehalten. Nur dann wirkt sie tatsächlich.

Die Ballaststoffe

Ballaststoffe, die man neuerdings aufgrund ihrer faserartigen Struktur auch »Nahrungsfasern« nennt, wurden früher als unnötiger Ballast angesehen. Heute weiß man, dass ein hoher Anteil daran Herz-Kreislauf-Erkrankungen vorbeugen und Bluthochdruck reduzieren kann.

Sie kommen ausschließlich in pflanzlichen Lebensmitteln vor, so z. B. in Getreide und Gemüse, Hülsenfrüchten sowie Obst und Samen.

Folgende Wirkungen der Faserstoffe sind für Diabetiker interessant:

1. *Blutzuckersenkende Wirkung*
   - Die pflanzlichen Fasern vergrößern das Volumen der Nahrungsmittel und rufen so einen stärkeren Sättigungseffekt hervor. Zudem weisen ballaststoffreiche Lebensmittel eine geringere Kaloriendichte auf als ballaststoffarme. Manche Nahrungsbestandteile wie Traubenzucker (Glukose) werden langsamer aufgenommen. So erhöht Pektin aus Obst die Glukosetoleranz, ebenso die Hemizellulose aus Hülsenfruchten, Haferkleie aus Hafer, Roggen und Gerste sowie die Zellulose aus Weizenkleie. Dadurch steigt der Blutzuckerspiegel langsamer und nicht so hoch an. Auch die Magenentleerung wird durch Ballaststoffe verlangsamt, wodurch man lange satt bleibt. Damit tragen ballaststoffreiche Lebensmittel zu einer schlanken Linie bei.
   - Bei denjenigen, die Diabetes erst bekommen haben, können durch eine ballaststoffreiche Ernährung häufig die Medikamente abgesetzt oder niedriger dosiert werden. Man vermutet, dass der Verzehr ballaststoffreicher Kost über einen längeren Zeitraum zu einer Vermehrung der Insulinrezeptoren führt, sodass das Hormon besser wirken kann. Es scheint, als würde die gesamte Zuckerverdauung verbessert.
   - Cholesterinsenkende Wirkung
   - Vor allem Hafer besitzt eine stark cholesterinsenkende Wirkung und zwar bereits bei Mengen von 50 bis 100 g am Tag in Form von Backwaren und Frühstückszerealien. Die wasserlöslichen Ballaststoffe von Haferkleie binden im Darm sowohl mit

der Nahrung aufgenommenes Cholesterin als auch Gallensäuren, die in der Leber daraus gebildet werden. Somit muss die Leber vermehrt neue Gallensäuren produzieren. Dafür benötigt sie Cholesterin, das zum Teil dem Blutcholesterin entnommen wird. Ähnliche Ballaststoff-Konzentrationen findet man in Gerste und Buchweizen.

- Du solltest mit deinem Arzt oder einer Ernährungsberatung (manche Krankenkassen bieten dies als Service kostenlos an) klären, ob im Rahmen einer Diät auch Haferkleie eingesetzt werden kann. Dabei nicht vergessen: viel trinken, bei 10 g Kleie etwa ¼ l Flüssigkeit!
- Ein weiterer Ballaststoff, der den Cholesterinspiegel senkt, ist die resistente Stärke wie z. B. die abgekühlte Kartoffelstärke im Kartoffelsalat.

2. *Fettstoffwechselanregende Wirkung*
   - Nicht nur Cholesterin wird durch Ballaststoffe reduziert. Auch Triglyzeride, Fettsäuren und Fett generell werden stärker ausgeschieden und weniger aufgenommen.

3. *Blutdrucksenkende Wirkung*
   - Manche Ballaststoffe senken den Blutdruck. So entstehen z. B. bei der Verdauung der Ballaststoffe von Bohnen durch Bakterien im Dickdarm kurzkettige Fettsäuren, die eine blutdrucksenkende Wirkung haben.

4. Sättigende Wirkung
   - Ballaststoffe regulieren nicht nur die Verdauung, sondern auch die Sättigung. Das heißt: Produkte wie Haferkleie oder Leinsamen helfen beim Sattwerden. Gemüse, Hülsenfrüchte, Vollkornprodukte und Obst enthalten von Natur aus viele Fasern.

Wie ernährst du dich am besten, um einen hohen Ballaststoffanteil zu erreichen?

- Wenn du den Ballaststoffanteil in deiner Kost erhöhen möchtest, setzt du am besten auf eine vielseitige, abwechslungsreiche, vorwiegend pflanzliche Ernährung. Die Abwechslung ist wichtig, weil die Ballaststoffe in den einzelnen Lebensmitteln unterschiedlich zusammengesetzt sind und verschiedene positive Wirkungen haben.
- Wenn du von einer bisher ballaststoffarmen auf eine ballaststoffreiche Ernährung umstellen willst, dann sollte dies allmählich geschehen, damit sich der Darm daran gewöhnen kann.
- Nimm reichlich Flüssigkeit zu dir. Tausche helles Mehl gegen Vollkornmehl aus, iss mehr Getreide sowie Getreideprodukte und reichlich Gemüse, Hülsenfrüchte, Kartoffeln, Keimlinge, Salat und Obst. Einen Teil des Gemüses und Obst solltest du roh essen.
- Du solltest täglich mindestens 30 g Ballaststoffe zu dir nehmen. Besser wären jedoch 40 bis 50 g. In der folgenden Tabelle findest du besonders ballaststoffreiche Lebensmittel.

Ballaststoffreiche Lebensmittel	
100 g verzehrbares Lebensmittel	**Ballaststoffe [g]**
Mehrkornbrot	5,5 - 9,0
Kichererbsen	9,5
Trockenobst	5,0 - 13,0
Weizenvollkornmehl (Type 1700)	12,9
Knäckebrot (kann angereichert sein)	13,0 - 24,0
Erbsen (Trockenware)	16,5
Roggenvollkornbrot	6,5 - 9,0
Artischocke	10,8
Erdnüsse, Linsen, Mandeln, Haferflocken	10

Weizenflocken	11,5–12,0
Roggenvollkornmehl (Type 1806)	13,5
weiße Bohnen (Trockenware)	17,0

Tabelle: Ballaststoffreiche Lebensmittel

Die Mittelmeer-Kost

»Leben wie Gott in Frankreich« – das gilt nicht nur für die Franzosen, auch Griechen, Italiener, Spanier und Portugiesen leben und ernähren sich gesünder als wir. Schon seit Jahrzehnten wird die mediterrane Küche als besonders gesund gefeiert. Was steckt dahinter?

Viele Wissenschaftler sind begeistert von der Mittelmeerküche. Sie verlangsamt das Wachstum von Tumoren, hemmt Entzündungen. Sie enthält viele bioaktive Wirkstoffe, die jede einzelne unserer Krankheiten bekämpfen kann. Wissenschaftler und Ernährungsexperten haben die mediterrane Kost getestet, um herauszufinden, wie gesund sie wirklich ist.

Seit Jahrzehnten schon hört man dies und wissenschaftliche Studien belegen es sogar: In den Mittelmeerländern erleiden die Menschen deutlich seltener einen Herzinfarkt. Bereits 1948 wurde von der Rockefeller-Stiftung eine Studie im Auftrag der griechischen Regierung durchgeführt. Eigentlich wollte man die Untersuchung nur für Entwicklungshilfemaßnahmen auf der Insel Kreta durchführen. Die Ergebnisse waren überraschend: Die Kreter hatten eine überdurchschnittlich hohe Lebenserwartung – sogar die höchste in Europa – und litten nur äußerst selten unter Erkrankungen der Herzkranzgefäße.

Kreter schwören auf ihr Olivenöl, die Franzosen auf ihren Wein und die Italiener meinen, es läge an ihren Tomaten, dass sie so gesund sind. Aber von den Kretern weiß man es genauer. Vor allem kennt man ihre Ernährungsgewohnheiten, die man für die Ursache ihrer langen Lebenserwartung hielt. Die Kreter ernährten sich vor allem von Getreide, meist in Form von Brot, außerdem von Gemüse, Obst, Kartoffeln und Nüssen. Das Fleisch stammte zum Zeitpunkt der Untersuchung von Schafen, Ziegen und Hühnern. Es wurde jedoch nicht täglich gegessen. Dagegen aß man fast jeden Tag Fisch – wie bei Küstenbewohnern üblich. Als Fett kam hauptsächlich Olivenöl zum Einsatz, das nahezu 40% ihres Kalorienbedarfs deckte! Nur 12% der Energie kam von Eiweißprodukten, der Rest waren Kohlenhydrate aus Getreide, Gemüse und Früchten. Als man schließlich 30 Jahre lang sieben Länder (ehemaliges Jugoslawien, Niederlande, Finnland, die USA, Japan, Italien und Griechenland) hinsichtlich ihres Ernährungsverhaltens untersuchte, fand man wieder, dass die Ernährungsweise in Griechenland und Süditalien Herz-Kreislauf-Erkrankungen vorbeugt und die Lebenserwartung insgesamt erhöht.

Das Interesse an Kreta stieg weiter: Prof. Serge Renaud vom National Institute of Health and Medical Research (INSERM) in Frankreich ließ 300 infarktgefährdete Patienten normal weiter essen, weitere 300 ernährten sich nach dem Vorbild eines traditionellen Kreters. Bereits nach zwei Monaten (!) machte sich eine Schutzwirkung bei der »Kreta-Gruppe« bemerkbar: Die medizinischen Werte verbesserten sich deutlich. Nach zwei Jahren waren die Unterschiede so gravierend, dass die Studie aus ethischen Gründen abgebrochen wurde: Man wollte die »Normalesser« nicht weitermachen lassen wie bisher. Der Grund: Die Sterblichkeit der »Kreter« war um 70% (!) niedriger und plötzliche Todesfälle durch Herzversagen gab es gar nicht mehr! Die Mittelmeerdiät oder besser -ernährung besteht in erster Linie aus dem Speiseplan der damaligen Kreter, dazu noch Knoblauch, frische Kräuter (Basilikum, Oregano, Salbei, Thymian und viele andere) sowie Hülsenfrüchte.

Eine weitere Überraschung war das deutlich verringerte Brustkrebsrisiko, wenn sich Frauen nach den Wechseljahren mediterran ernähren.

Man nennt die mediterrane Ernährungsform auch Kreta-Diät. Ihre positiven Effekte führt man auf den geringen Verzehr von Fleisch und tierischen Produkten sowie auf die Verwendung von pflanzlichen Ölen zurück.

Rotes Fleisch – also Rind Schwein, Lamm oder Wild, Wurst oder fetter Schinken – wurde zur Zeit der Untersuchung auf Kreta und in anderen Mittelmeerländern sehr selten gegessen. Wenig Eier, Zucker und Süßigkeiten sind ebenfalls Bestandteil dieser Ernährung, genauso wie Joghurt oder fettarme Milch und Käse. Butter und Sahne nahm man kaum zu sich. Die Mittelmeeranrainer bevorzugen ungesättigte Fettsäuren. Das Glas Wein bekommt in der Regel auch keine Geschwister, sprich: keine Alkoholorgie. Mehr als ein Glas (Frauen besser ein halbes) wird nicht getrunken, ganz nach dem Motto »In der Beschränkung zeigt sich der Meister«.

Die Bestandteile der mediterranen Küche

Es ist natürlich schon überraschend, wenn man weiß, dass Schweden 51 kg Gemüse essen pro Jahr, und die Griechen 225 kg! Deutsche sind mit 88 und Österreicher mit 77 kg im unteren Mittelfeld, Schweizer schneiden mit 94 kg nur wenig besser ab.

Die viel gerühmte Mittelmeerdiät oder besser -ernährung besteht in erster Linie aus täglich frischem Obst (463 g), Gemüse (191 g) und Kartoffeln (170 g), viel frischen Salaten, Getreideprodukten (453 g) wie z. B. Brot, Olivenöl (90 g), Seefischen (39 g), Knoblauch, Fleisch (35 g), Eier (15 g), Alkohol (23 g), frischen Kräutern wie Basilikum, Oregano, Salbei, Thymian und vielen anderen, Nüssen und Hülsenfrüchten (30 g).

Das nicht so häufig gegessene Fleisch stammte zum Zeitpunkt der Untersuchungen von Schafen, Ziegen und

Hühnern – nicht aus Massentierhaltung! Nur 12% der Kalorien stammte aus Eiweißprodukten, der Rest: Kohlenhydrate aus Getreide, Gemüse und Früchten. Damit hat man eine 90%ig geringere Wahrscheinlichkeit an einem Herzinfarkt zu sterben als ein US-Amerikaner.

Das Besondere an diesen Lebensmitteln: Sie enthalten sehr viele sekundäre Pflanzenstoffe und andere bioaktive Wirkstoffe!

Die Fette

Man weiß aus den bekannten Studien wie der »Nurses Health Study« auch, dass eine fettreiche Ernährung mit viel Butter, Sahne und Schweineschmalz die Entstehung von Brustkrebs fördert.

Aus mehr als einer Million Daten weiß man, das die Mittelmeerdiät ein verringertes Brust- und Darmkrebsrisiko zur Folge hat. Spätere Studien ergaben immer wieder dasselbe.

Omega-3- und Omega-6-Fettsäuren sind Bestandteil unserer Zellmembranen. Man findet sie nicht in Fleisch, sondern nur in Fischen und pflanzlichen Lebensmitteln.

Gutes Fett findet man in Nüssen, Fischen und Olivenöl. Dabei handelt es sich um ungesättigte Fette. Die Folge ist: mehr HDL-Cholesterin im Blut. Mehr dazu s. Kapitel: Omega-3-Fettsäuren und Diabetes: »Das richtige Fett hilft« in diesem Teil des Buches.

Besonders schädlich sind die Trans-Fettsäuren. Sie werden von der Industrie eingesetzt, um zum Beispiel Abgepacktes länger haltbar zu machen. Sie sind extrem gesundheitsschädlich. Liegt ihr Anteil bei 2% der täglichen Ernährung, steigt das Herzinfarktrisiko um 23%. Bei Olivenöl ist es umgekehrt.

Mediterran gegen Entzündungen

Manche Nahrungsmittel verstärken Entzündungen im Körper. Chronische Entzündungen sind eine der Hauptursachen für Krebs. Eine der Hauptquellen für Entzündungen im Körper ist Fleisch. Obst und Gemüse verringern dagegen Entzündungen. Um die verschiedenen Varianten der entzündungshemmenden Stoffe zu sich zu nehmen, solltest du Gemüse in verschiedenen Farben essen:

Grünes Gemüse wie Brokkoli, Auberginen, Spinat. Es enthält eine ganze Reihe phytochemischer Stoffe, die krebshemmend wirken.

Gelbes, rotes und oranges Gemüse enthält Carotinoide, die entzündungshemmend wirken und das Immunsystem stärken.

Rote, violette sowie blaue Obst- und Gemüsesorten enthalten Anthocyane, die vor Diabetes Typ 2, Krebs und Herzerkrankungen schützen.

Mithilfe der Mittelmeerkost kannst du ein Stadium erreichen, in dem es wenige oder keine Entzündungen im Körper gibt – sie können sogar ganz abklingen.

Mit Mittelmeerkost gegen Demenz

Mittelmeerkost soll sogar vor Demenz schützen. Bis zu 40% der Demenzerkrankungen sind genetisch bedingt. Aber auch die Ernährung soll dazu beitragen. Je näher die Ernährung an die Mittelmeerkost kommt, desto geringer ist die Wahrscheinlichkeit, an mentalen Einschränkungen zu erkranken, z. B. Demenz oder Alzheimer. Die Ursache sind die enthaltenen bioaktiven Wirkstoffe, die der Hirnalterung entgegenwirken. Man fand heraus, dass bei Alzheimer eine Ernährung mit viel Wurst und Fleisch eine zentrale Rolle spielt. Dabei sind die Omega-3-Fettsäuren wichtig. Sie werden in die Zellmembranen der Gehirnzellen eingebaut und halten diese flexibel. Das ist wichtig für das Gehirn, das sich immer wieder umbaut. Die aufgenommenen Omega-3-Fettsäuren sind am Aufbau des Gehirngewebes beteiligt. Das beginnt bereits bei der Entwicklung eines Babys, aber auch lebenslang bis hin zur Alterung. »Der tägliche Verzehr von Obst und Gemüse reduziert das Demenzrisiko um 30%, und ein höherer Gehalt von Omega-3-Fettäuren im Blut vermindert das Demenzrisiko um 36% – so könnten jedes Jahr Tausende neuer Demenzerkrankungen verhindert werden.

Die Ernährung beeinflusst fast jede Erkrankung des Menschen. Jahrzehntelang hat die Medizin die Wirkung der Ernährung auf unsere Gesundheit vernachlässigt – das ändert sich gerade: Man spricht von »Culinarischer Medizin«. Ein Gericht muss zu 50% aus Gemüse bestehen, zu einem Viertel aus eiweißreichem Gemüse wie Hülsenfrüchten und zu einem Viertel aus Vollkorngetreide – diese Ernährung ist gleichzeitig das Beste für unseren Planeten, denn in der Landwirtschaft trägt die Viehzucht am meisten zum Treibhauseffekt bei und verursacht die höchsten ökologischen Kosten. Weniger Fleisch zu essen ist gut für unsere Gesundheit und unseren Planeten. Die mediterrane Kost verbindet kulinarisches Vergnügen mit gesundem Essen.

Selbstverständlich hat diese Ernährung ein gesünderes, längeres Leben zur Folge als Fertiggerichte, Tütensuppen und – wenn überhaupt – Gemüse aus Dosen. Dazu kommt, dass diese Mittelmeerkost sehr leicht umzusetzen ist und nichts mit Entbehrung oder Kasteiung zu tun hat. Es gibt im Grunde auch keine Verbote, aber die Zutaten und die Zubereitung geht nicht in Richtung der oft deftigen, kalorienreichen Gerichte von Mitteleuropa – man bevorzugt eine leichtere, kalorienärmere Küche.

Besonders ist auch die frische Zubereitung. Man kocht täglich wenigstens einmal und immer mit Gemüse und Salat. Dazu kommen noch Vollkornbrot, Obst und Naturjoghurt. Damit hat man schon nahezu alle lebenswichtigen und verjüngenden Lebensmittelinhaltsstoffe zu sich genommen. Fertigkost in die Mikrowelle schieben gehört nicht dazu. Gesunde Ernährung war und ist kein Privileg der Reichen!

Wie ist das bei uns? Bei uns erhält man in der Regel ein großes Angebot an Obst und Gemüse. Leider gehört etwas Aufwand dazu und an einem mangelt es uns: an Zeit. Dennoch: Wenn du lange leben willst, musst du regelmäßig und mit Verstand frische Produkte einkaufen und hochwertige Qualitätswaren, wozu auch Bioprodukte gehören. Wer denkt, dass die Lebensmittelindustrie ein langes, gesundes Leben beschert, ist auf dem Holzweg. Besser ist gesundes Essen ohne Chemie, mit sekundären Pflanzenstoffen, Vitaminen und Mineralstoffen. Rein von der Ernährungsweise könnte man unsere Hausmannskost auch zu mediterraner Kost umfunktionieren. Nur die Fleischportionen sind zu groß dafür.

Mediterrane Kost – die Ursache eines langen Lebens?

Die »Mittelmeerdiät« lockt mit Genuss ohne Reue, allen Freuden dieser Erde und verspricht dazu ein langes Leben. Und tatsächlich: Mit viel frischem Obst und Gemüse, Olivenöl statt Butter, Speck und Sahne, weniger Fleisch, weniger Stress und mehr Gelassenheit lebt es sich einfach besser, gesünder und länger. Es liegt nicht nur an den einzelnen Lebensmittelinhaltsstoffen. Mediterranes Leben bedeutet mehr. Nicht nur die Essgewohnheiten sind anders, auch der Lebensstil! Das familienbezogene Leben, Licht (viel Licht hebt die Stimmung, senkt den Appetit, optimiert den Stoffwechsel sowie die Immunabwehr und steigert die Leistungsfähigkeit), Sonne, Bewegung, Luft, Leben im Einklang mit den Tages- und Jahreszeiten – auch das spielt eine Rolle. Die Esskultur ist wichtig: Nicht schnell mal einen Hamburger zwischen die Zähne schieben, sondern mediterranes Leben bedeutet Zeit zum Essen und Genießen.

Es wäre auch interessant zu wissen, wie diese Studien,

die in den 50er- und 60er-Jahren durchgeführt wurden, heutzutage ausfallen würden. Damals verrichteten die Menschen schwere körperliche Arbeit und das meistens im Freien. Zumeist liefen sie auch noch täglich viele Kilometer zu Fuß. Und nach dem Essen folgte meistens eine Siesta, nicht wie bei uns: Essen, um Energie für die Arbeit zu haben.

Inzwischen arbeiten Frauen und Männer aus Kreta und Süditalien fern von zuhause, Fernsehgeräte sowie Autos setzten sich durch, und auch der Massentourismus. Die Folgen davon zeigen sich erst 20 Jahre später. Inzwischen sind auch die Kinder auf Kreta mit hohen Blutfettwerten belastet und Herzinfarkte, Diabetes und Krebserkrankungen sind an der Tagesordnung. Die Jugendlichen von heute wollen seltsamerweise den »westlichen« oder besser »amerikanischen« Lebensstil mit Chips und Hamburger, Würstchen, Schokoriegel, Cola sowie anderen süßen Getränken und vor allem Auto- und Motorradfahren. Krankheitsbilder, die früher üblich waren, die durch mangelnde ärztliche Versorgung und Hygiene verursacht waren, nehmen eher ab, während die schwer behandelbaren chronischen Leiden zunehmen. Dazu gehören auch Bluthochdruck, Herzinfarkt und Diabetes. Inzwischen sind 20% der 4- bis 6-Jährigen übergewichtig, 38% der bis zu 10-Jährigen, 40% der bis zu 12-Jährigen. Die Kreter haben leider die Lebensgewohnheiten der westlichen Welt übernommen.

Die Amerikaner führen es uns vor: Sie versuchen seit Jahren, weniger fett, weniger süß und vor allem insgesamt weniger zu essen. Sie haben inzwischen die höchste Krebsrate der Welt. Wie viele nahezu schon Adipöse in den Staaten herumlaufen, wissen alle, die schon mal dort waren. Aber auch bei uns nimmt Übergewicht zu und Diätbücher haben einen guten Absatz, ganz abgesehen von den entsprechenden Medikamenten, die derzeit einen Boom erleben.

Nicht nur das tägliche Glas Rotwein, Olivenöl, der Knoblauch und die Tomaten, sondern vielmehr die mediterrane

Kost in Kombination mit einem aktiven und zugleich gelasseneren Lebensstil in den Mittelmeerländern scheint die Ursache dafür zu sein, dass die Menschen dort gesund alt wurden.

Zu viel ist leicht was ...

Jedes Kilo zu viel erhöht das Diabetesrisiko. Beim Abspecken lautet die Devise nicht weniger, sondern besser. Übersetzt in den Alltag heißt das viel Obst und Gemüse sowie Vollkornprodukte, Hülsenfrüchte, Salat, Seefisch, Kartoffeln, wenig Salz und Fett. Das Schwierige daran ist, keinen kurzfristigen Erfolg zu erzielen, sondern einen langfristigen ohne Jo-Jo-Effekt. Das erreichst du, indem du deine Ernährungsgewohnheiten langsam, aber stetig änderst – ohne Druck.

Ist die Lust auf Schokolade zu groß, am besten einzeln verpackte Riegel essen, die man langsam im Mund zergehen lässt. Dann hat man das Gefühl, mehr genascht zu haben, als man tatsächlich hat. Auch das Knabbern von frischem Gemüse wie Mohrrüben kann helfen, einen Essanfall zu verhindern. Wenn nichts mehr geht und du schon richtig verzweifelt bist, solltest du daran denken, was du schon geschafft hast. Wichtig sind nicht die großen Etappen, sondern die kleinen. Mit anderen Worten: in Etappen von 2 bis 4 kg denken und arbeiten. Geht nichts mehr: pausieren und Gewicht halten. Das schafft du leichter, wenn du täglich 2 l Wasser trinkst, ballaststoffreich isst und dich mehr bewegst.

Kleinigkeiten nicht übersehen!

Oft merkst du gar nicht, dass du nebenher viel isst. Dabei solltest du darüber nachdenken, welche äußeren Anreize dich zum Essen verleiten. Eine Gefahr stellt sicherlich dar, wenn du in deiner Schreibtischschublade Süßigkeiten hortest. Das habe ich selbst bei einem Kollegen gesehen! Wenn du nur mal ganz kurz eine Schublade öffnen musst und sich darin viele kleine Köstlichkeiten befinden, ist das der Gesundheitskiller schlechthin! Solche »Zwischenmahlzeiten« gehören auch in ein Essensprotokoll – selbst wenn die Portion noch so klein ist.

Ein Anreiz zu essen kann sein, wenn du traurig oder frustriert bist. Andere essen mehr, als sie sollten, wenn sie ein Erfolgserlebnis hatten. Auch Langeweile oder Gewohnheit sind ein guter Grund. Wegwerfen kannst du das gute Essen ebenfalls nicht – eine ausgezeichnete Ausrede, fast schon genial.

Nur leider fördert das Alles Diabetes und die Gewohnheit darf nicht über Deinen Verstand dominieren. Trinkst Du abends vor dem Fernseher ein Glas Bier, so ersetze dies erst einmal durch die alkoholfreie Variante, dann durch Wasser.

Das Ziel ist keine Laufstegfigur, aber ein Wohlfühlgewicht mit besseren Blutzuckerwerten, normalem Blutdruck sowie ausgewogenen Cholesterin- und Blutfettwerten.

Du kannst damit beginnen, deine Essgewohnheiten zu durchforsten und zu überlegen, wo du etwas ohne Verzicht umstellen oder austauschen kannst, sei es bei den Getränken, der Zubereitung oder auch nur der Essenszeiten. Schritt für Schritt zum besseren Gewicht, nicht alles auf einmal – das halten die Wenigsten durch.

Am besten legst du kleine Etappenziele fest und gönnst dir eine Belohnung, wenn du ein Ziel erreicht hast. Beispiele wären ein Kleidungsstück, eine Massage, ein Nachmittag in der Therme, eine neue Uhr, eine Kamera, ein Wellness-Wochenende?

Abnehmen, aber mit Köpfchen!

Es ist schon zum sprichwörtlichen »Davonlaufen«! Da lebst du in einem Land, das leckere Speisen in Hülle und Fülle bietet – also quasi im Schlaraffenland – und darfst dich, wenn überhaupt, nur begrenzt bedienen. Wissenschaftliche

Studien zeigen, dass Übergewicht und die damit verbundenen Krankheiten zudem vorzeitiges Altern bedeuten.

Vor allem die Reduktion des Bauchfetts kann zu einem höheren biologischen Alter führen. Auch wenn es generell schwierig ist, abzunehmen – diesem »Bauchfett« rückt man am leichtesten zu Leibe: Mit 5 bis 10% weniger Körpergewicht verkleinerst du dessen Volumen bereits um ein Drittel – und damit verringerst du die entsprechenden Risiken, die damit verbunden sind.

Aber das ist nicht alles: Zu viele Kilos beeinflussen den Fettstoffwechsel generell ungünstig. Hast du Übergewicht, finden sich in der Regel zu viel schädliches LDL-Cholesterin, wenig gesundes HDL-Cholesterin und höhere Triglyceridmengen im Blut. Nimmst du ab, normalisieren sich diese Werte meist.

Bin ich überhaupt zu dick?

Du fühlst dich dick und möchtest abnehmen. Aber wann ist man überhaupt zu schwer? Den sogenannten Body-Mass-Index, abgekürzt BMI, berechnet man, indem man sein Gewicht (in kg) durch das Quadrat seiner Körpergröße (in m) teilt, also z. B. 70 kg bei 1,7 m Körpergröße: $70 : 1{,}7^2 = 24{,}2$ BMI. Einfacher geht die Bestimmung mit dem folgenden BMI-Rechner: *http://modul.diabetes.uni-duesseldorf.de/bmi/bmi.php?action=reset&scroll=0*

Diesen BMI teilt man folgendermaßen ein:

- 18,5 bis 24,9: Normalgewicht
- 25 bis 29: Leichtes bis mäßiges Übergewicht
- Ab 30: Deutliches Übergewicht (Fettleibigkeit).
- Ab etwa einem BMI von 30 muss man mit einem erhöhten Risiko für Begleiterkrankungen rechnen.

Neue Erkenntnisse kommen vom BMI wieder ab. Nun misst man die Taille oder den Bauchumfang. Die Grenzwerte sind: Frauen ab 85 bis 90 cm Taillenumfang, Männer ab ca. 100 cm. Für beide Geschlechter gilt dieser Wert unabhängig von der Körpergröße.

Ein weiterer Messwert, der gerne verwendet wird, um die Fettverteilung zu erfassen, ist der sogenannte Taille/Hüft-Quotient (Waist to Hip Ratio = WHR). Dafür werden Taillen- und Hüftumfang gemessen und dividiert. Liegt der Taille-Hüft-Quotient höher als 1,0 bei Männern bzw. von mehr als 0,85 bei Frauen, ist dies mit einem hohen Risiko für das Metabolische Syndrom (s. Teil V, Diabetes und die Fettleber) verbunden.

Die aktuelle Faustformel für die Berechnung des Kalorienbedarfs lautet:

24 kcal × kg Körpergewicht + 30%

Einfacher ist folgende Formal:

Körpergewicht in kg … × 30 = … kcal

Letztere Formel reicht für diejenigen aus, die weder Leistungssportler noch Schwerstarbeiter sind. Ein 100 kg schwerer Man benötigt demnach 100 x 30 = 3.000 Kilokalorien täglich. Um langfristig abzunehmen, musst du etwa 500 kcal vom täglichen Kalorienbedarf abziehen.

Es ist auch wichtig zu wissen, wie viele Kalorien die einzelnen Nahrungsmittelbestandteile enthalten:

1 g Wasser:	0 kcal
1 g Fett:	9 kcal
1 g Alkohol:	7 kcal
1 g Eiweiß:	4 kcal
1 g Kohlenhydrate:	4 kcal

Wissenswertes rund ums Abnehmen

Um sich das Abnehmen zu erleichtern, gibt es viele Tricks! Dafür solltest du jedoch einiges wissen: Nach neuesten Erkenntnissen ist das Volumen der Nahrung das Entscheidende: »Volumetrics« (von »Volumetrie«, dem Messen von Rauminhalten, auch beim Magen) nennt man die Ernährungsform, die dies berücksichtigt. Isst du, wird ein Dehnungsreiz der Magenwand ausgelöst. Interne Nervenrezeptoren messen die Essensmenge und den Druck auf die Magenwand. Diese Rezeptoren senden Signale an das Gehirn. Dort lösen sie das Völlegefühl aus. Nerven im Zwischenhirn sorgen dafür, dass du nicht weiter isst. Wenn du schließlich satt bist, werden die damit zusammenhängenden Botenstoffe nicht mehr ausgeschüttet.

Zieht sich der Magen zusammen und entleert sich, fühlt man in der folgenden Zeit wieder ein Verlangen nach Essen. Größere Mahlzeiten füllen daher den Magen für einen längeren Zeitraum. Auch deshalb ist es besser, nur zwei- bis dreimal täglich zu essen. Das sättigt besser als kleine Portionen.

Die Sättigungssignale entstehen unabhängig davon, wie viel Energie die jeweilige Nahrung enthält. 80% der Sättigung gehen auf das Volumen und nicht die Kalorienmenge zurück. Je mehr Kalorien das jeweilige Lebensmittel in derselben Menge enthält, desto größer ist die Energieaufnahme bei gleichem Sättigungseffekt. Isst man z. B. Schnitzel, Obst oder Gemüse, so wird mit letzterem die Sättigung mit nur 150 kcal erreicht, beim Schnitzel benötigt man für denselben Effekt 550 kcal.

Dass Gemüse kalorienarm den Magen füllt, überrascht nicht wirklich. Das sieht beim Brot schon anders aus. Dieses Nahrungsmittel ist zu trocken, um ein guter Sattmacher zu sein. Kartoffeln sind da eindeutig besser. Da Gemüse und Obst zu 90% aus Wasser bestehen, sättigen sie. Sogar das Prinzip der Kohlsuppe basiert auf diesem Prinzip. Jedoch bringt sie pur genossen zu wenig Eiweiß. Abgewandelt mit Sojabohnen oder ähnlichen Hülsenfrüchten ist sie ideal – allerdings isst man sich sehr schnell ab. Gegen einen Tag in der Woche spricht jedoch nichts.

Eine günstige Energiedichte haben nach dieser Methode z. B. Salat, Gemüse, Obst, bei Fleisch Filet und gekochter Schinken, Pellkartoffeln, Reis, Nudeln.

Bei den ganz hohen und somit extrem ungünstigen Energiedichtewerten liegen Nussnugatcreme, geröstete Erdnüsse und Kartoffelchips. Anstelle von Hartkäse wie Emmentaler solltest du besser Magerjoghurt und -milch als Kalziumlieferanten wählen – zumindest während des Abspeckens.

Tipps und Tricks zum Abnehmen

Crashdiäten, »10 Kilo weniger in 10 Tagen« und ähnliche Werbeaussagen helfen dir beim Abnehmen nicht. 7.000 kcal musst du einsparen, um ein Kilo abzunehmen! Dass dies nicht schnell geht, ist logisch. Bei einer reduzierten Kalorienaufnahme von 1.200 kcal/Tag benötigst du etwa eine Woche um 0,5 bis 1 kg abzunehmen. Aber eine langsame Gewichtsreduktion macht es leichter, das erreichte Gewicht langfristig zu halten. Nimmt man zu schnell ab, erhöht das zudem das Risiko, dass sich Gallensteine bilden.

Ein Teller Suppe mit Gemüsestückchen oder ein Schüsselchen Salat vor der Hauptmahlzeit hilft, satt zu werden.

Es nützt ebenfalls nichts, sich zu kasteien und auf geliebte Snacks wie Schokolade ganz zu verzichten. Besser als gelegentlichen Genuss einbauen.

Wenn du anderen zusehen musst, ist es besonders schwer. Wann immer möglich, solche Situationen meiden.

Mach dir eine Liste der Dinge, die du sehr gerne tust. Wenn dann der Appetit auf eine kalorienreiche Zwischenmahlzeit kommt, nimm dir vor, 20 Minuten zu warten – und dies mit Hilfe der geliebten Tätigkeit.

Die Portion, die du essen willst, in der Küche auf den Teller geben – nicht mehr. Nimmst du dagegen die Töpfe mit den Speisen mit, nimmst du dir eher nach.

Besser kleine Teller und kleine Servierlöffel anstelle der großen Varianten verwenden. Sind die Teller rot gefärbt, isst du automatisch weniger – ein Überbleibsel aus der Steinzeit.

Einige Kekse, etwas Cola oder zwei Scheiben Brot mehr oder weniger sind doch nicht so schlimm, denkst du. Doch zwei Kekse enthalten bis zu 120 kcal! Das summiert sich! Es reicht, wenn du für dich drei Gefahrenzonen identifizierst, in denen du oft schwach wirst. Diese solltest du dann möglichst umgehen.

Bewusstes Essen hilft, weniger zu essen. Das, was du isst, solltest du wirklich genießen und nicht in dich hineinschlingen. Das fördert das Sättigungsempfinden.

Garen und anbraten am besten kurz mit wenig Wasser und wenig Fett.

Dämpfen, Dünsten, Schmoren, Grillen, Garen im Bratschlauch oder im Tontopf sind kalorienarme Zubereitungsarten.

Beschichtete Pfannen sorgen dafür, dass Schnitzel & Co auch mit wenig Fett knusprig werden.

Bereitest du eine Suppe oder Soße bereits am Vortag zu, kannst du das erkaltete Fett auf der Oberfläche vor dem Erhitzen entfernen.

Zum Binden von Suppen und Saucen am besten püriertes Gemüse oder ein paar kleine zerdrückte Pellkartoffeln verwenden.

Sojasahne enthält wesentlich weniger Kalorien als Sahne, die aus Milch gewonnen wird. Du schmeckst den Unterschied kaum, hast aber weniger auf den Hüften. Du erhältst sie im Bio- oder Naturkostladen.

Sandwiches oder Brot kannst du auch mit fettarmen Schinken, Tomaten-, Gurken- oder Paprikascheiben, Sprossen oder Salatblättern belegen.

Niemals hungrig einkaufen gehen, am besten nur mit Einkaufszettel und auch nur das kaufen, was draufsteht.

Ein kalorienreiches Frühstück wird im Laufe des Tages nicht durch kalorienärmeres Essen ausgeglichen. Da der Kaloriengehalt nicht die Nahrungsaufnahme bestimmt, ist ein kalorienarmes Frühstück besser für die Figur.

Studien zeigten, dass Personen, die versuchten, mit Diät plus Sport abzunehmen, etwa 20% mehr an Gewicht verloren und es auch besser halten konnten als Menschen, die nur eine Diät durchführten.

Denke nicht daran, was du alles nicht essen darfst. Besser, du stellst dir die Vorteile eines neuen Essverhaltens vor: Ich werde weniger wiegen, mich wohler in meiner Haut fühlen, ich werde wieder in meine Lieblingshose passen, mein Blutdruck wird sinken.

Es gibt viele köstliche Gemüsearten, die es jetzt zu versuchen gilt. Hast du schon mal Petersilienwurzel, Topinambur oder Teltower Rübchen versucht? Brokkoli, Karotten, Blumenkohl, Porree, Mangold, Kürbis, Paprika? Auch Fenchelgemüse schmeckt besser als Fencheltee! Die Abwechslung hilft und bringt neue Geschmacksrichtungen.

Ein Wok bündelt auf einer kleinen Bodenfläche die Hitze und leitet sie gemäßigt an die ausladenden Wände weiter. Aufgrund der hohen Temperaturen im Zentrum ist die Garzeit sehr kurz. Daher bleiben Vitamine erhalten und du kommst mit einem Minimum an Fett oder Öl aus.

Reicht die Zeit zum Kochen nicht? Einige Gemüsesorten kannst du roh essen (Paprika, Möhren, Kohlrabi…), Obst sowieso: Das spart die Zeit der Zubereitung.

- sichtbares Fett von der Wurst etc. abschneiden
- die Haut vom Geflügel ist sehr fettreich, daher während des Abspeckens besser weglassen
- Paniertes von der Kruste befreien und auch Frittiertes erst einmal weglassen

- als Brotaufstrich fettreduzierte Butter oder Margarine, Senf oder Tomatenmark verwenden
- gekörnte Brühe ist besser als fette Brühwürfel
- Hähnchen und Wild sind definitiv zum Abnehmen besser geeignet als Gans und Schweinebraten
- Frikadellen sind einer Bratwurst vorzuziehen
- Spaghetti sind kalorienärmer als Eiernudeln
- Obstsalat schmeckt auch gut und ist energieärmer als Tiramisu
- Früchtequark ist deutlich kalorienärmer als Mousse au chocolat
- Hefekuchen und Obstschnitte sind weniger energiereich als Torte

Therapeutisches Fasten

Ein richtig durchgeführtes therapeutisches Fasten in der Klinik stellt eine hochwirksame, nebenwirkungsarme Therapie zur Behandlung von Diabetes dar. Oft bessern sich nicht nur das Befinden und die Befunde in wenigen Wochen oder sogar Tagen, sondern die Fastenden erleben zum Teil ganz enorme innere Wandlungen, die sie so gar nicht erwartet haben. Fasten hilft auch gegen Stress und es bilden sich neue und mehr Mitochondrien, die Kraftpakete der Zelle.

Nach der Abführmaßnahme mit Glaubersalz zu Beginn und dem anschließenden Nahrungsverzicht verbraucht der Körper rasch die Kohlenhydrate, die nur in geringem Umfang in unserem Körper gespeichert sind. Je nach Ausmaß der körperlichen Aktivität hat der Körper die Kohlenhydrate etwa nach einem Tag verbraucht. Nur infolge der Fähigkeit des Körpers, von einer Kohlenhydrat- auf eine Fettverbrennung umstellen zu können, kann man für mehrere Tage oder auch Wochen fasten. In den ersten Fastentagen fällt sowohl der Blutzucker als auch der Blutdruck sehr rasch ab.

Deshalb müssen Medikamente reduziert oder – wenn möglich – ganz weggelassen werden.

Es gibt täglich Obst- und vor allem Gemüsesaft, viel Wasser und ungesüßte Kräutertees. Der Blutdruck sinkt und Entzündungsreaktionen werden besser. Der Blutzucker und der Darm erholen sich. Man nimmt pro Woche etwa 3 kg ab.

Wichtig beim Fasten ist eine speziell angepasste Bewegungstherapie. Dazu gehört eine Ausdauer-orientierte Bewegung und zugleich – zur Förderung der Fettverbrennung –ein qualifiziertes Muskeltraining. Damit kann eine durch den Stoffwechselabbau im Fasten bedingte Rückbildung der Muskulatur vermieden werden.

Das therapeutische Fasten oder Heilfasten nach Buchinger solltest du nur nach vorhergehender Absprache mit deinem Arzt durchführen. Du kannst dir auch überlegen, ob du für die Durchführung eine Rehaklinik wählst. Diese Therapie ist meist wirksamer als die konventionellen medikamentösen Möglichkeiten.

Intervallfasten

Das »Intervallfasten« oder auch »intermittierendes Fasten« wird nicht nur bei Diabetes empfohlen. Das bedeutet: 16 Stunden lang nichts essen, in den verbleibenden 8 Stunden zwei Mahlzeiten. Der Vorteil ist zum einen, dass der Darm zur Ruhe kommt, und in den 16 Stunden fasten, das heißt einem verlängerten Nachtfasten, baut der Körper Fett ab und du nimmst ab.

Erste Studien zeigten, dass der Wechsel zwischen Fasten und Essen tatsächlich bei der Gewichtsreduktion hilft, aber nicht nur das: Es soll den Alterungsprozess vermindern und so das Leben verlängern! Häufig wird dies auch als Dauerkostform empfohlen mit dem Ziel einer langfristigen Gewichtsreduktion.

Auch das »Dinner-Cancelling« kann zum Intervallfasten

gezählt werden. Dabei lässt du an 2 bis 3 Tagen in der Woche das Abendessen weg und trinkst stattdessen nur Wasser, Tee oder andere kalorienfreie Getränke. Die Folge ist eine Essenspause von mindestens 14 Stunden bis zum Frühstück. Dieses sogenannte »Abendfasten« soll den Insulinspiegel entlasten, das Abnehmen fördern und für besseren Schlaf sorgen.

Im Vergleich zu den üblichen kalorienreduzierten Diätkonzepten scheint die Akzeptanz beim Intervallfasten höher zu sein. Es scheint leichter zu fallen, 2 Tage pro Woche auf Essen zu verzichten und dann wieder normal zu essen, als ständig Kalorien zu zählen und sich andauernd eingeschränkt zu fühlen. Diejenigen, die das intermittierende Fasten durchführten, berichteten, dass sie sich an kleinere Portionen gewöhnt hatten und wieder mehr Kontrolle über ihr Essen bekamen. Das Hungergefühl wird neu empfunden und hilft, wieder mehr auf den eigenen Körper zu hören. Damit wird erreicht, dass eine nachhaltige Veränderung des Essverhaltens gefördert wird.

Leider liefern die meisten Konzepte zum Intervallfasten keine oder nur vage Empfehlungen zur Lebensmittelauswahl. Das findet zwar mehr Akzeptanz bei den Abnehmwilligen, jedoch wäre es wünschenswert, mehr Wert auf die Qualität des Essens zu legen. In den unkontrollierten Essensphasen können so die gesundheitsfördernden Effekte wieder zunichte gemacht werden. Isst du dagegen vollwertig und pflanzenbetont, hast du weitere gesundheitliche Vorteile und unterstützt zusätzlich den Gewichtsverlust.

Mit Hilfe von Tierversuchen wurde gezeigt, dass Intervallfasten durch eine verbesserte Insulinsensitivität der Zellen vor Typ-2-Diabetes schützt oder diesen sogar heilen kann. Zusätzlich wird Herz-Kreislauf-Erkrankungen vorgebeugt. Auch Gehirnfunktionen wurden verbessert und altersbedingte neurologische Erkrankungen hinausgezögert. Auch hinsichtlich der Krebsprävention gibt es Hinweise auf eine schützende Wirkung.

Neue Erkenntnisse: Ein bisschen dick macht auch nichts

In der Sendung doc Fischer (s. Anhang Quellen) wurden zwei Personen vorgestellt:

- *Patientin 1:* 45 Jahre, 1,65 m groß, 95 kg schwer, BMI: 35
- *Patient 2:* 62 Jahre, 1,79 m groß, 107 kg schwer, BMI: 33.

Patientin 1 hatte gute Stoffwechselwerte, Patient 2 nicht. Prof. Dr. Norbert Stefan von der Uniklinik Tübingen (Diabetesforscher und Arzt für Stoffwechselerkrankungen) erklärte: Das Körpergewicht ist nur ein grober Hinweis, wichtiger sind die Cholesterin- und Blutzuckerwerte sowie der Blutdruck. Bedeutender als das Gewicht ist die Körperfettverteilung. Seiner Patientin empfahl er daher, zuerst einmal nur 5% ihres Körpergewichts zu reduzieren, um ihr Diabetesrisiko zu senken. Zusätzlich erhielt sie Tipps, um ihren Lebensstil zu ändern: weniger Zucker essen, mehr Bewegung und Vollkornprodukte, anstelle des BMI auf viszerales Fett prüfen. Diese Patientin hat durch Abnahme weniger Kilos ihre Stoffwechselwerte in den Griff bekommen. Allerdings: bei einem BMI von 38 reichen 5% Gewichtsabnahme nicht mehr aus, dann müssen es 10% sein.

Man weiß, dass bei einem BMI über 35 die Lebenserwartung um 8 bis 10 Jahre geringer ist. Dieser Personenkreis hat ein um 150% erhöhtes Risiko, Herz-Kreislauf-Erkrankungen zu bekommen – doch dieses Risiko gilt nicht für stoffwechselgesunde Dicke. Ein Problem entsteht dann, wenn man das gesamte Körperfett auf dem Bauch hat. Man nennt das Apfelform. Das kleinere Problem ist die Birnenform: Fett auf den Hüften schützt eher.

Das Fett im Bauchraum ist wie ein eigenes Organ stoffwechselaktiv und bildet Botenstoffe, die zum Beispiel das Hormon Insulin beeinflussen, das dann vermehrt ausgeschüttet wird. Gleichzeitig werden die Körperzellen resistent gegen Insulin – der Blutzuckerspiegel steigt an. Die Folgen sind Diabetes Typ 2, aber auch Bluthochdruck, Herzinfarkt, Schlaganfall, Fettleber und Arthrose, um nur einige zu nennen.

Dennoch sollte Patient 2 auch nur 5 kg abnehmen. Der Grund ist, dass man selbst bei Patienten, die nur 1 bis 2% des Körpergewichts abnehmen, eine Reduktion des Bauchfetts feststellen konnte. Denn wenn der Insulinspiegel fällt, wird das innere Bauchfett rasch abgegeben und abgebaut. Zudem gelingt es Betroffenen dann öfter, ihr reduziertes Gewicht zu halten – anders als bei massiven Diäten mit hohem Gewichtsverlust.

Professionelle Ernährungsberater empfehlen Personen, die unter Stress stehen, die 16: 8-Diät: Essen um 8 Uhr, 12 Uhr und 16 Uhr, dann Pause bis morgens um 8 Uhr, plus Bewegung und ausgewogene Ernährung mit viel Obst, Gemüse und vielen Vollkornprodukten. Dazu gehört auch, wenig Fleisch und Wurst zu essen – einmal Fleisch in der Woche ist ausreichend. Dazu kommt, möglichst keine hoch verarbeiteten Lebensmittel zu essen, sondern selbst zu kochen und wenig Zucker zu verwenden.

Ob man zu viel ungesundes Bauchfett hat, kann man ganz leicht selbst messen: Ein Maßband in Höhe des Bauchnabels um den Körper legen. Der Grenzwert beim Mann beträgt 94 cm, bei der Frau 80 cm.

Welche Diät ist am wirkungsvollsten?

1906 wurde die Trennkost modern, in den 1980ern das Saftfasten und »friss die Hälfte« (FdH). Die Brigitte-Diät ist eine der besten, während die Atkins-Diät scheiterte. Fett wurde verteufelt und die Industrie tat alles, um den schädlichen Zucker nicht in Misskredit zu bringen. In der Regel nimmt man nach einer Diät wieder zu und ist kurze Zeit danach dicker als vorher.

Dr. Klasen von den Ernährungsdocs empfiehlt »gemeinsam abnehmen« – dies wirkt am besten. Solltest du noch keine Gruppe gefunden haben, solltest du folgendermaßen vorgehen: Ein Ernährungsprotokoll anlegen, am besten mit 3 Spalten, in denen 1. das feste Essen, 2. Getränke und 3. die Bewegung eingetragen wird. In der Regel erkennt man dann das Problem relativ schnell. Oft sind es die Getränke: Limos, Fruchtsäfte und manchmal auch der Kaffee enthält viel Zucker – absolut kontraproduktiv fürs Abnehmen. Am besten ist ein ungesüßter Kräutertee, von Wein solltest du auch ohne Diät nur 0,1 l (Frauen) bzw. 0,2 l (Männer) täglich genießen. Auf Fertigprodukte solltest du nach Möglichkeit verzichten, sie sind in der Regel zu fett, zu süß und zu salzhaltig.

Gemeinsam in einer Gruppe mit Gleichgesinnten abnehmen hilft. Dann kann man Erfahrungen austauschen und sich gegenseitig motivieren sowie unterstützen. Man kann gemeinsam kochen, vielleicht sogar gemeinsam einen Kochkurs besuchen. Spaziergänge im Wald oder gemeinsam Sport treiben stärkt das Gemeinschaftsgefühl und hilft auf dem nicht immer einfachen Weg.

Die Abnehmspritze

Ganz neu ist derzeit die Abnehmspritze. Das Problem ist: Unser Körper will alle Fettdepots behalten – für schlechte Zeiten. Dafür wird auch der Kalorienbedarf reduziert, wo und wann immer möglich. Es scheint, als würde nur eines helfen: die Abnehmspritze. Der Wirkstoff wird schon seit 15 Jahren Diabetespatienten verschrieben. Neu ist der Einsatz bei starkem Übergewicht (Adipositas). Es herrscht ein riesiger Andrang und der Schwarzmarkt boomt. Daran kann man auch erkennen, dass viele verzweifelt versuchen, abzunehmen und es ihnen einfach nicht gelingt. Nicht umsonst ist jeder zweite Deutsche übergewichtig.

Der Wirkstoff der Abnehmspritze heißt Semaglutid. Es

handelt sich um die künstliche Variante unseres Verdauungsenzyms GLP-1 (Abkürzung von: Glucagon-like Peptide-1, Peptid ist ein kleines Eiweißstück).

Es hat 3 Effekte:

- Der Blutzuckerspiegel wird reduziert. GLP-1 regt die Bauchspeicheldrüse an, mehr Insulin und weniger Glucagon zu bilden.
- Die Entleerung des Magens wird verzögert. Das Ergebnis ist, dass der Blutzucker nach einer Mahlzeit nicht in die Höhe schießt und man länger das Gefühl hat, satt zu sein.
- Weniger Appetit. Der Grund ist, dass das GLP an Strukturen unseres Gehirns andockt, genannt Insula und Amygdala. Infolgedessen hat man weniger Appetit.

Ergebnis: Die Personen, die 15 Monate Semaglutid einnahmen, hatten anschließend 10 bis 20% weniger Gewicht. Die Kosten werden nur bei Diabetikern und Bluthochdruckkranken übernommen – bei einem BMI von über 87. Gleichzeitig wird erwartet, dass du deinen Lebensstiel änderst, also mehr Bewegung und gesunde Ernährung.

Ob die Abnehmspritze auf Dauer hilft, darf bezweifelt werden: Setzte man sie nach einem Jahr ab, hatten zwei Drittel der Betroffenen ihr ursprüngliches Gewicht bald wieder. Würden alle Adipösen Semaglutid einnehmen, würde das 52,3 Milliarden Euro im Jahr kosten. Bezahlst du die Spritze selbst, kostet das 300 Euro pro Monat.

V.

Eine Woche, um Diabetes Typ 2 zu verhindern oder zu bremsen – mit Rezepten

Im Folgenden findest du einen 7-Tageplan, um Diabetes Typ 2 in den Griff zu bekommen. Die zehn wichtigsten Regeln für diese Woche sind:

1. Verzichte eine Woche lang auf Wurst und vor allem auf rotes Fleisch.
2. Während dieser Zeit möglichst alle Speisen selbst zubereiten und Fastfood sowie Fertiggerichte aus dem Speiseplan streichen. Dann weißt du, was in deinen Speisen enthalten ist.
3. Vor allem viel frisches Gemüse essen und auch Obst. Gemüse ist dabei wichtiger.
4. Ballaststoffreich essen, Flohsamenschalen oder Leinsamen sorgen für einen regelmäßigen Stuhlgang.
5. Anstelle von Salz frische Kräuter verwenden.
6. Besser eine Woche lang keinen Alkohol trinken.
7. Möglichst fettarm essen. Bei Lust auf Süßes, Zucker besser durch Stevia und Erythrit ersetzen.
8. Trink täglich etwa ein- bis eineinhalb Liter Wasser mit dem Saft einer frisch gepressten Zitrone, selbstgemachte Gemüse- oder Obstsmoothies, magnesiumreiche Mineralwässer, Früchte- oder Kräutertees. Mehr schadet nicht, bringt jedoch für die Leber- und Bauchspeicheldrüsenfunktion nichts, außer es ist sehr heiß oder du schwitzt aus anderen Gründen sehr viel.

9. Dabei ist es deutlich besser, die Flüssigkeit über den Tag verteilt immer mal wieder in kleinen Portionen zu sich zu nehmen.
10. Während deiner Entgiftungswoche möglichst Stress umgehen und entspannen, denn Stress ist nicht nur für die Bauchspeicheldrüse und die Leber ungesund.

Die Rezepte

Im Folgenden findest du viele gesunde Rezepte, um Diabetes Typ 2 zu verhindern oder in den Griff zu bekommen. Damit kannst du mit einer Woche einen Einstieg finden.

Für viele Rezepte werden oft Gemüsebrühwürfel empfohlen. Sie bestehen zu einem Großteil aus Salz, Aromen, Palmöl und Geschmacksverstärkern. Aus diesem Grund findest du im Folgenden ein Rezept für eine Gemüsebrühe aus natürlichen Zutaten, die du selbst auswählen kannst. Am besten nutzt du Bio-Gemüse, dann kannst du auch die Schalen, zum Beispiel von Möhren und den Strunk von Brokkoli etc. verwenden.

Gemüsebrühe

für etwa zwei 500-ml-Gläser

Zutaten	
1	kleine Knolle Sellerie
1,5	Stangen Lauch
ca. 2	große Möhren oder teilweise deren Schalen, stattdessen 250 g Brokkoli, 300 g Zucchini oder wunschgemäß andere Gemüsesorten
3	Zwiebeln
3	Knoblauchzehen

	Kräuter (z. B. je 1 Bund Petersilie, Liebstöckel und Schnittlauch, ersatzweise oder ergänzend ein Kästchen Gartenkresse)
ca. 6	gestrichene EL Salz (dadurch wird die Brühe haltbarer, nutzt du sie sofort, kannst du die Menge reduzieren oder es ganz weglassen)

Zubereitung

- Gemüse waschen, schälen und passend zerkleinern
- Kräuter ebenfalls waschen und klein schneiden
- Gemüse, Kräuter und Knoblauch weiter zerkleinern (Mixer, Pürierstab) und würzen (Salz, Curry...). Diese Mischung etwas stehen lassen
- Gemüsemasse pürieren
- Diese Würzpaste sofort verwenden, in saubere Einmach- oder Schraubgläser füllen, um sie einige Tage aufbewahren zu können oder – am besten in abgewogenen Würfeln – einfrieren, wenn man sie erst in einige Zeit später benötigt oder etwas übrighat.

1. Tag – Anfangen

Morgens: Kräuter- oder Früchtetee nach Geschmack, Orangenmüsli mit Apfel
Mittags: Spaghetti mit Tomaten-Zucchini-Soße
Abends: Fischfilet mit Paprika

Orangenmüsli mit Apfel

für 1 Person, Arbeitszeit ca. 10–15 Minuten

Zutaten	
1	kleine Orange
1	kleiner Apfel (Idared oder Berlepsch falls zur Hand, da beide Vitamin-C-reicher sind als andere Apfelsorten)
4–6	gehäufte EL Drei-Kornflocken (Gerste, Weizen, Hafer)
1,5 EL	Haferkleie mit Keim oder Weizenkleie

150 ml	Milch, Stevia nach Geschmack
je 1 EL	gemahlene Haselnüsse und Mandeln
	Zimt nach Geschmack
1 TL	Acerolapulver
	Sonnenblumenkerne und Sesam zum Bestreuen

Zubereitung

- Flocken und Kleie mit Milch mischen.
- Orange auspressen, Pressrückstand ohne Kerne ebenfalls zum Müsli geben.
- Kerngehäuse aus dem gewaschenen Apfel entfernen.
- Apfelstückchen raspeln.
- Alle Zutaten vermischen und mit Stevia sowie Zimt abschmecken.
- Mit Sonnenblumenkernen und Sesamsamen garnieren.
- Schmeckt gut und tut gut!
- Variationsmöglichkeit: Statt einem Apfel kann man im Sommer einen Pfirsich verwenden.

Mediterraner Gemüseauflauf

für 3–4 Personen, Arbeitszeit: Einweich- und Kochzeit für Hülsenfrüchte (am Tag vorher einweichen) + 40 Minuten

Zutaten

75 g	weiße Bohnen
75 g	Kichererbsen
1–2	Zwiebeln (100–150 g)
500 g	Tomaten
500 g	Zucchini
1	rote Paprikaschote
2	Knoblauchzehen
1 EL	Oliven- oder Rapsöl
	möglichst frisch gemahlener Pfeffer
	Salz und/oder Gemüsebrühe
	Thymian, Oregano, Majoran, Basilikum nach Geschmack
	auf Wunsch: Reibekäse (möglichst fettarm)

Zubereitung

- Bohnen und Kichererbsen am Vortag in doppelter Menge Wasser einweichen.
- Am Zubereitungstag Einweichwasser der Hülsenfrüchte verwerfen, Bohnen und Kichererbsen spülen und mit ca. 300 ml Wasser in den Schnellkochtopf geben, hochschalten, sobald er dicht ist, ausschalten, abkühlen lassen.
- Inzwischen Tomaten waschen, Stielansatz entfernen und in Viertel oder Achtel teilen.
- Zucchini waschen, von Blüten- und Stängelansätzen befreien und mit dem Gurkenhobel in Scheiben schneiden.
- Paprikaschote waschen, Stängelansätze und Samenstränge entfernen, in Streifen schneiden.
- Die Knoblauchzehe und Zwiebel schälen, feinhacken.
- Das Öl in einem Topf erhitzen und das Zwiebel-/Knoblauchgemisch darin anbraten.
- Das vorbereitete Gemüse hinzufügen und unter Rühren 3 Minuten dünsten.
- Die Hülsenfrüchte zugeben.
- Mit den trockenen Gewürzen (frische erst zuletzt zugeben), Salz und Pfeffer abschmecken
- 10 Minuten sanft köcheln lassen.
- Auf Wunsch mit Reibekäse servieren.
- Dazu passt Vollkornbrot oder Vollkornsemmeln.

Alternative: Auch eine Mischung von 500 g Tomaten, 270 g Zucchini und 200 g Auberginen schmeckt mit den Hülsenfrüchten gut!

Tipp: Tomaten sind krebsvorbeugend und sie lassen sich für derartige Gerichte problemlos als Ganzes – am besten ohne den Stielansatz – einfrieren.

Fischfilet mit Paprika

für 1 Person, Arbeitszeit ca. 10 Minuten

Zutaten

1	größere Tomate
1	kleine rote Paprika
2 TL	Obstessig

1-2 EL	Zitronensaft, möglichst frisch gepresst
100-150 g	Makrelenfilet (alternativ Seelachs, Rotbarsch...)
	Kräutersalz, Pfeffer

Zubereitung

- Fischfilet waschen, abtropfen lassen und mit Kräutersalz würzen, etwa 10-15 Minuten grillen.
- Inzwischen Tomate waschen, putzen und in kleine Würfel schneiden.
- Paprika waschen, Stielansatz, Kerne und weiße Zwischenhaut entfernen, ebenfalls in kleine Würfel schneiden.
- Gemüse mit Zitronensaft, Essig und den Gewürzen mischen und abschmecken.
- Fisch mit Paprikasalat servieren, dazu passen Pellkartoffeln oder Quinoa (Naturkostfachgeschäft).

2. Tag - Weitermachen

Morgens: Kräuter- oder Früchtetee zu Rohkost mit Karotten und Apfel
Mittags: Griechischer Hirtensalat mit Brot oder Sesambreze ohne Salz
Abends: Abendbrot mit Tomaten und Paprika, Leberbrot mit Hummus

Rohkost mit Karotten und Apfel

für 1 Person, Arbeitszeit ca. 5-10 Minuten

Zutaten	
1 TL	geröstete Kokosflocken (gibt es im Naturkostladen fertig zubereitet, ansonsten Kokosflocken ohne Fett in einer Pfanne kurz rösten)
100 g	Möhren
1	Apfel (ca. 150 g)
1 EL	Sultaninen oder Rosinen
2 EL	Magermilchjoghurt
	einige Spritzer frischen Zitronensaft

Zubereitung

- Möhre und Apfel waschen, putzen bzw. Kerngehäuse entfernen.
- Beides mit dem Zitronensaft raspeln.
- Sultaninen waschen und mit dem Joghurt unter die Apfel-/Möhrenmischung verteilen.
- Die Frischkost mit den Kokosraspeln verzieren.

Griechischer Hirtensalat

für 3–4 Personen, Arbeitszeit: 20–30 Minuten

Zutaten

1	grüner Salat (z. B. Kopfsalat, Batavia, Eichblatt, Eissalat)
4	Tomaten
1	kleine Salatgurke
1	mittlere rote Paprika
1	größere Zwiebel
10	grüne oder schwarze (etwas herber) Oliven
150 g	möglichst fettarmen Feta
4–5 EL	Essig: Balsamico und Obst- oder Kräuteressig – am besten gemischt
1 EL	Zitronensaft, nach Möglichkeit frisch gepresst
2	Knoblauchzehen
3 EL	Olivenöl
	Kräuter-Salz, Pfeffer

Zubereitung

- Salat putzen, waschen, zerteilen und während der Vorbereitung der anderen Zutaten abtropfen lassen.
- Zwiebel schälen und in Ringe schneiden.
- Tomaten waschen, Stielansatz herausschneiden und in Scheiben schneiden.
- Gurke waschen und hobeln.
- Paprikaschote waschen, putzen, von Kernen, Stielansatz und weißen Rippen befreien und in feine Streifen schneiden.
- Feta in kleine Stücke schneiden.
- Alles in eine Schüssel geben.

- Oliven untermischen.
- Zutaten für die Marinade über den Salat geben und untermischen.
- Abschmecken und am besten mit Leberbrot (s. folgendes) bzw. Pitta genießen.

Abendbrot mit Tomaten und Paprika

für 1 Person, Arbeitszeit ca. 5 Minuten

Zutaten

1	Tomate
1	kleine rote Paprika
100 g	Hüttenkäse (mit nur 0,6% Salz)
2	Scheiben Brot mit Leinsamen, Sesam und Sonnenblumenkernen
	Kräutersalz, Pfeffer, Paprika

Zubereitung

- Tomate waschen, putzen und in Scheiben schneiden.
- Paprika waschen, Stielansatz, Kerne und weiße Zwischenhaut entfernen, in Streifen schneiden.
- Hüttenkäse auf die Brotscheiben streichen, mit Tomaten sowie Paprikastücken belegen und würzen.

Leberbrot mit Haferkleie und Haferflocken

Arbeitszeit ca. 35–45 Minuten

Zutaten

150 g	Magerjoghurt (ersatzweise Magermilch)
8 ml	Jodsalz
250 g	Weizenmehl Type 1050
150 g	Roggenmehl, Type 997
	Hefe: entweder 30 g frisch oder – für den Brotbackofen etwa 7,5–8 ml Trockenhefe

1	Prise Zucker für die Hefe
350 ml	Wasser
30 g	Sesam
30 g	Leinsamen
80 g	Haferflocken
60 g	Sonnenblumenkerne
100 g	Haferkleie

Zubereitung

Ohne Brotbackofen:

- Die verschiedenen Mehle miteinander mischen und die Hefe mit dem Joghurt, dem Salz, dem Wasser und den anderen Zutaten kneten, bis sich der Teig vom Rand der Knetschüssel löst.
- 1–2 Stunden abgedeckt an einen warmen, zugfreien Platz stellen und gehen lassen – das Teigvolumen sollte sich in dieser Zeit erheblich vergrößern.
- Ein Backblech mit Backpapier auslegen, mit etwas Mehl bestäuben und den Teig wie ein Brot formen und darauflegen.
- Eine feuerfeste Form mit Wasser füllen, auf den Boden des Backofens stellen, Backblech mit Brot auf der mittleren Schiene bei 175° C (Umluft) 60 Minuten backen.
- Brot herausnehmen, auf einem Gitterrost abkühlen lassen, dann wird das Brot schön knusprig.

Mit Brotbackofen: Arbeitszeit dann: ca. 10–15 Minuten:

- Alle Zutaten in den Brotbackofen geben, kurz mit einem Holzlöffel in die Ecken gehen, damit kein Mehlrest verbleibt und nach Vorschrift backen.

3. Tag - Durchhalten!

Morgens: Orangenmüsli mit Apfel, s. erster Tag
Mittags: Spaghetti mit einfacher Tomatensoße, Pizza mit Gemüse
Abends: Grünkernbraten

Einfache Tomatensoße

für 1 Person, Arbeitszeit ca. 15–20 Minuten

Zutaten

ca. ½ EL	Rapsöl
250 g	Tomaten (frisch, kann man jedoch auch als Ganzes einfrieren und für Tomatensoßen verwenden)
1	Zwiebel (ca. 100 g)
1	Knoblauchzehe
	mediterrane Gewürze, am besten frisch oder getrocknet (Basilikum, Majoran, Thymian, Kräuter der Provence...), wenig (Kräuter-)Salz

Zubereitung

- Zwiebel und Knoblauch von ihrer Schale befreien und raspeln.
- Öl in einer Pfanne erhitzen und Zwiebelgemisch anbraten.
- Inzwischen Tomaten waschen, putzen, vom Stielansatz befreien und in kleinere Stücke schneiden.
- Tomatenstücke zu den Zwiebeln geben und einige Minuten dünsten.
- Tomatenmischung pürieren und mit den Gewürzen wunschgemäß abschmecken.
- Kann man sehr gut zu Spaghetti essen mit einem grünen Salat oder als Basis für eine Pizza oder andere Speisen verwenden und zu Bratlingen reichen.

Pizza mit Gemüse - schmeckt Erwachsenen und Kindern

für 1 Pizza, ausreichend für 2 Kuchenformen, ca. 3–4 Personen,
Arbeitszeit ca. 30–45 Minuten, je nach Gemüsesorte

Zutaten

Für den Teig:

100 g	Quark
3 EL	Milch
3 EL	Rapsöl
1	kleines Ei
200 g	Weizenmehl (am besten Vollkorn oder Mischung aus Vollkorn, Type 1050 und 550)
1/2	Päckchen Backpulver
	eine kräftige Prise Salz

Für den Belag:

	Tomatensoße (selbstgemacht entsprechend dem vorangegangenen Rezept) zum Bestreichen des Bodens
gut 500 g	gemischtes Gemüse (z. B. rote Paprika, Tomaten, Champignons, Brokkoli, Blumenkohl etc.), auch Reste
	Rapsöl zum Dünsten
2–3	Zwiebeln (ca. 200 g)
2	Knoblauchzehen
200 g	geriebener Käse (z. B. Emmentaler, Seetaler, Gouda, Pizzakäse)
	Gewürze, z. B. Oregano, Majoran oder Spaghettigewürz

Zubereitung

- Quark, Milch, Ei, Öl und Salz verrühren.
- Mit dem Mehl sowie dem Backpulver zu einem Quark-Öl-Teig verarbeiten und ca. 15 Minuten gehen lassen, währenddessen Gemüse vorbereiten.
- Für den Belag das Gemüse putzen und zerkleinern.
- Zwiebeln und Knoblauchzehen schälen und schneiden, in Öl andünsten.
- Je nach Sorte Gemüse mitdünsten (Brokkolistiele, Champignons ...) und mit Gewürzen pikant abschmecken oder Blumenkohl in Salzwasser einige Minuten kochen.
- Den Pizzateig möglichst dünn ausrollen und auf eine gefettete Pizza- oder Kuchenform bzw. ein Backblech ausbreiten.

- Pizzateig mit Tomatensoße bestreichen und darauf Gemüse – auch rohe Sorten wie Tomaten, Paprika und Brokkoliröschen – verteilen.
- Pizza mit geriebenem Käse bestreuen und im Backofen bei 180° C im Umluftherd ca. 20–30 Minuten backen. Vorsicht: Teig muss gut von unten erhitzbar sein, sonst wird der Boden nicht knusprig.

Grünkernbraten

für ca. 4 Personen, Arbeitszeit ca. 45–60 Minuten

Zutaten

2	Zwiebeln (ca. 150 g)
2–4	Zehen Knoblauch je nach Größe und Geschmack
250 g	Möhren
1	Lauchstange
200 g	Grünkornvollkornschrot
ca. 450 ml	Wasser
2	Eier
ca. 40–60 g	geriebener Hartkäse (Emmentaler, Pizzakäse, Gouda...)
	etwas Rapsöl zum Anbraten
	Gemüsebrühe (am besten selbst gemacht, s. Rezept am Anfang der Rezepte)
	Pfeffer, Muskatnuss, Thymian und Estragon, etwas Raps- oder Olivenöl zum Ausfetten

Zubereitung

- Zwiebeln und Knoblauch schälen, klein schneiden.
- Möhren und Lauch waschen, Möhren raspeln, Lauch in dünne Ringe schneiden.
- Fett erwärmen und Zwiebelgemisch glasig braten, das Grünkornschrot darin andünsten.
- Gemüse dazugeben und mit der Gemüsebrühe aufkochen.
- Ca. 15 Minuten auf kleiner Hitze köcheln lassen, unterdessen mehrmals umrühren.
- Herdplatte ausschalten und das Ganze zugedeckt 15 Minuten nachquellen lassen.
- Backofen auf 175°C vorheizen.
- Eier und Käse zum Grünkornschrot geben. Mit den Gewürzen abschmecken.
- Grünkornteig zu einem Braten formen, in eine gefettete Auflaufform setzen und 35 - 40 Minuten backen. Vor dem Anschneiden den Braten etwas ruhen lassen.
- Dazu schmecken ein frischer Salat und Pellkartoffeln.

4. Tag - Es wird!

Morgens: Kräuter- oder Früchtetee zu Rohkost mit Karotten und Apfel (Rezept s. 2. Tag)
Mittags: Grünkohl-Soja-Auflauf
Abends: Delikate Möhrensuppe

Grünkohl-Soja-Auflauf

für 3–4 Personen, Arbeitszeit ca. 60 Minuten

Zutaten

200 ml	Gemüsebrühe (am besten selbstgemacht, s. Anfang der Rezepte)
100 g	Sojagranulat (erhältlich im Reformhaus oder Naturkostladen)
1	größere Zwiebel (ca. 100 g)
2	Knoblauchzehen
1/2 EL	Olivenöl
300 g	Grünkohl
1	rote Paprika
1–2	Äpfel (ca. 150 g)
ca. 500 g	gekochte Kartoffeln in Scheiben geschnitten
1	Ei
50 g	saure Sahne
100 g	geriebener Emmentaler
2 EL	Semmelbrösel
2 EL	Weizenkleie
	Kräutersalz

Zubereitung

- Sojagranulat in Gemüsebrühe ca. 10–15 Minuten einweichen.
- Inzwischen Zwiebel und Knoblauch schälen und klein schneiden, anschließend in Olivenöl anbraten.
- Sojagranulat in Zwiebelmischung ca. 10 Minuten dünsten lassen.
- Inzwischen Grünkohl waschen, putzen und Stiele entfernen.
- Einen oder einen halben Apfel waschen, putzen, Kerngehäuse entfernen und in Scheiben schneiden.

- Ca. 1/3 des Grünkohls sehr fein schneiden, Rest ca. 10 Minuten dünsten, die letzten Minuten die Apfelstücke mitdünsten.
- Sojamischung in Jenaer Glas füllen, die Hälfte des feingeschnittenen rohen Grünkohls darüber verteilen.
- Paprika waschen, putzen, Kerne entfernen und in Streifen schneiden, auf den rohen Grünkohl geben.
- Gedünsteten Grünkohl mit Apfelstückchen auf den Auflauf geben, restlichen rohen Grünkohl darüber verteilen.
- Kartoffeln mit Ei sowie Sahne vermischen und mit Kräutersalz abschmecken, restliche Apfelstücke untermischen, dann über den Auflauf verteilen.
- Den Auflauf bei 200°C 20–30 (nicht vorgeheizter Ofen) Minuten backen.
- Käse mit Kleie und Semmelbröseln mischen, über den Auflauf verteilen und ca. weitere 10 Minuten backen, bis der Käse geschmolzen ist.

Delikate Möhrensuppe

für 2–3 Personen, Arbeitszeit ca. 35–45 Minuten

Zutaten:	
½ EL	Rapsöl
1	mittlere Zwiebel (ca. 80 g)
2	Knoblauchzehen
6	mittelgroße Möhren (etwa 600 g)
1	mittelgroße, fertige Pellkartoffel (dieselbe roh, muss von Anfang an mitgekocht werden, dann am besten ebenfalls raspeln wie die Möhren)
600 ml	Wasser
150 ml	Soja-Drink
1	Prise Muskatnuss
¼ TL	gemahlener Ingwer
¼ TL	Rosmarin
1	Saftorange
	frisch gemahlener Pfeffer, Salz

Zubereitung

- Möhren waschen, putzen, in kleinere Stücke schneiden und raspeln.
- Zwiebel und Knoblauchzehen schälen und klein schneiden, in Öl anbraten. Möhren hinzugeben und ca. 5–10 Minuten dünsten.
- Wasser zugeben und köcheln, bis das Gemüse die gewünschte Bissfestigkeit hat. inzwischen Pellkartoffel schälen, in kleinere Stücke schneiden und zur Suppe geben.
- Gewürze unterrühren, aufkochen und das Ganze pürieren.
- Soja-Drink unterrühren und die Suppe auf die Teller verteilen.
- Orange auspressen und jeweils etwa einen Esslöffel pro Teller unter die Suppe rühren (gibt etwas säuerlichen und frischen Geschmack).

5. Tag - Gewohnheit

Frühstück: Orangen-Kiwi-Mix: Vitamin C für den ganzen Tag
Mittags: Schwarzer Heilbutt in süß-saurer Thaisoße
Abends: Kichererbsenpastete auf Vollkornbrötchen

Orangen-Kiwi-Mix: Vitamin C für den ganzen Tag

Angabe pro Person, Arbeitszeit ca. 10–15 Minuten

Zutaten

2	kleine Orangen (ca. 200 g)
1	Kiwi (ca. 100 g)
	evtl. Stevia

Zubereitung

- Orangen halbieren und auspressen und mit dem Pressrückstand in ein Püriergefäß füllen.
- Kiwi schälen, klein schneiden, in das Püriergefäß geben und pürieren.
- Nur im Notfall, wenn die Orangen sehr sauer sind, etwas süßen, am besten mit Stevia.

Schwarzer Heilbutt in süß-saurer Thaisoße

für 1–2 Personen, Arbeitszeit ca. 45 Minuten

Zutaten

200 g	schwarzer Heilbutt, möglichst frisch
2	Zwiebeln (ca. 50 g)
2	Frühlingszwiebeln
1	Knoblauchzehe
250 g	reife Papaya
150 g	Ananasstücke, frisch oder konserviert
200 ml	Ananassaft
1/2	Zitrone
1 TL	Speisestärke
2 TL	Sojasoße
1/2 EL	Olivenöl
	Pfeffer, Salz, Curry

Zubereitung

- Zwiebeln und Knoblauchzehe schälen und klein schneiden.
- Frühlingszwiebel waschen und putzen, Wurzelstück entfernen und in Ringe schneiden, Grün beiseitestellen.
- Zitrone auspressen.
- Kerne und Schale der Papaya entfernen, Frucht würfeln, beiseitestellen.
- Speisestärke in ca. 1 EL Wasser anrühren.
- Restliche Zutaten, außer dem Fisch, bereitstellen.
- Heilbutt waschen, in Streifen schneiden, mit Zitronensaft beträufeln, mit Curry, Salz und Pfeffer einreiben.
- Olivenöl erhitzen, Zwiebel und Knoblauch anbraten.
- Fisch heiß anbraten, Ananasstücke dazugeben.
- Sobald der Heilbutt beginnt, braun zu werden (nach ca. 5–10 Minuten) Ananassaft, Sojasoße und Stärkemehl zugeben, ebenso das Grün der Frühlingszwiebel.
- Wenn der Fisch fertig ist (Vorsicht! Zerfällt leicht) und die Soße dicklich geworden ist, Zitronensaft untermischen und Papayastücke zugeben und unterheben (erst kurz vor dem Essen, damit das Vitamin C erhalten bleibt).

Sofort genießen – schmeckt köstlich, auch Gästen. Dazu passen Reis und Salat der Saison.

Kichererbsenpastete auf Vollkornbrötchen

für 2 Personen, Arbeitszeit ca. 30 Minuten

Zutaten	
40 g	Kichererbsen
100 ml	selbstgemachte Gemüsebrühe
1	kleine Zwiebel (ca. 50 g)
1	kleine Zehe Knoblauch
1 TL	Oliven- oder Rapsöl
40 g	gemahlene Mandeln
1/2 TL	Curry,
1 EL	Zitronensaft
1/2 EL	Sojasoße
	abgeriebene Schale 1/2 Zitrone
	Prise Piment, Pfeffer, Prise Muskat

Zubereitung

- Kichererbsen 2–3 Tage keimen lassen (ergibt ca. 75–100 g).
- Zwiebel und Knoblauch schälen und sehr klein schneiden oder raspeln.
- Zwiebelgemisch im Fett kurz anbraten, mit Gemüsebrühe (zur Not Wasser und am Schluss mit Salz und Gewürzen abschmecken) ablöschen.
- Sprossen gründlich spülen und in der Gemüsebrühe kurz aufkochen, darin pürieren.
- Mandeln und Curry untermischen, abschmecken mit etwas Zitronenschale, Piment, Pfeffer, Zitronensaft, Sojasoße, etwas Salz und Muskat.

Vollkornbrötchen

für ca. 20 Stück, Arbeitszeit ca. 35–45 Minuten

Zutaten	
400 ml	lauwarmes Wasser
1/2 TL	Zucker
8 ml	Trockenhefe

1,5–2 TL	Salz (entsprechend 7–8 ml)
300 g	Weizenvollkornmehl, je 150 g Weizenmehl Type 550 und 1050
3 EL	Sonnenblumenkerne
1 EL	Sesamsamen, alternativ: 1 EL Kürbiskerne oder Körndlmischung mit Kürbiskernen, Leinsamen etc. (erhältlich z. B. im Naturkostfachgeschäft).

Zubereitung

- Hefe und Zucker in ca. 100 ml Wasser lösen.
- Mehl mit dem Hefe- und restlichen Wasser sowie Salz zu einem Teig verarbeiten und gründlich durchkneten – der Teig sollte sich vom Schüsselrand lösen.
- 2/3 der Körner untermischen.
- Das Ganze zugedeckt an einem warmen, zugfreien Ort eine Stunde gehen lassen.
- Inzwischen das Backblech mit Backpapier belegen und einfetten, ansonsten lösen sich die Brötchen schlecht.
- Damit die Brötchen knusprig werden, ein flaches, feuerfestes Gefäß mit Wasser auf den Backofenboden stellen.
- Den Backofen auf 180° C vorheizen.
- Eine Rolle aus dem Teig und ca. 20 runde Teigstücke daraus formen. Vorsicht: Sie dürfen keine Risse haben, sonst wird das Brötchen zu fest.
- Die kleinen Teigstücke mit Wasser einpinseln und mit den restlichen Körnern bestreuen, bzw. sie in der Mischung wälzen.
- Die runden Brötchen mit Abstand aufs Blech legen.
- Die Brötchen beim Umluftherd auf die 2. und 4. Schiene (von unten) schieben und bei 180° C ca. 20 Minuten backen.

6. Tag – Freude

Morgens: Erdbeerglück
Mittags: Fischsuppe mit Tomaten und Fenchel
Abends: Vollkorntoast mit Avocado und Schnittlauch

Erdbeerglück

für 1 Person, Arbeitszeit ca. 10–15 Minuten

Zutaten	
50 g	Hüttenkäse
50 g	Magerquark
1–2 EL	Magermilch (1,5 %)
75 g	frische oder aufgetaute Erdbeeren (Ersatz: Himbeeren oder Brombeeren), schmeckt es so nicht: mit Stevia oder Erythrit süßen.

Zubereitung

- Alles in ein Glas- oder Porzellanschälchen geben: Erdbeeren waschen, putzen und klein schneiden.
- Zucker bzw. -ersatz untermischen und fünf Minuten einziehen lassen.
- Hüttenkäse und Quark mit der Milch cremig rühren.
- Erdbeeren und gegebenenfalls etwas Stevia oder Erythrit unter die Quarkmasse ziehen.
- Köstlich und wenig Kalorien zum Frühstück. Es schmeckt wie eine Sahne-Erdbeermischung.
- Wenn du willst, kannst du noch Sonnenblumenkerne aufstreuen oder unterrühren.

Fischsuppe mit Tomaten und Fenchel

für ca. 1 – 2 Portionen, Arbeitszeit ca. 35 Minuten

Zutaten	
150 g	Seelachs oder anderes Fischfilet
1	Fenchelknolle (ca. 170 g)
1	Zwiebel (ca. 60 g)
250 g	Tomaten
1 EL	Rapsöl
400 ml	selbstgemachte Gemüsebrühe oder am Ende mit Salz und Gewürzen abschmecken
	Salz, Pfeffer

Zubereitung

- Zwiebel schälen und zerkleinern oder raspeln.
- Fenchel waschen, putzen, vierteln, vom Strunk befreien und in sehr feine Streifen schneiden.
- Tomaten waschen, Stielansätze entfernen, in größere Stücke zerkleinern und mit dem Stabmixer fein pürieren.
- Öl erhitzen, Zwiebeln andünsten, Fenchel dazugeben und das Ganze 3 Minuten dünsten.
- Mit pürierten Tomaten und der Brühe ablöschen und zugedeckt etwa 10 Minuten köcheln lassen.
- Inzwischen Filet waschen, dann in die Suppe einlegen und 10 Minuten gar ziehen lassen (einmal kurz aufkochen).
- Würzen nach Geschmack.

Vollkorntoast mit Avocado und Schnittlauch

für 2 Personen, Arbeitszeit ca. 15 Minuten

Zutaten	
2–3	Scheiben Vollkorntoast
1	Avocado
2–3 TL	gemahlene Haselnüsse
3 TL	Schnittlauchröllchen
1	Scheibe Toastbrot
	Zitronensaft, Salz, Pfeffer

Zubereitung

- Brot toasten
- Avocado halbieren, schälen und in Scheiben schneiden.
- Sofort mit Zitronensaft beträufeln, um Verfärbungen der Frucht zu vermeiden und sie mit Vitamin C zu bereichern.
- Brotscheiben mit der Avocado belegen.
- Mit Salz und Pfeffer, gemahlenen Haselnüssen und Schnittlauch bestreuen.

7. Tag - Geschafft!

Morgens: Orangen-Kiwi-Mix: Vitamin C für den ganzen Tag, s. 5. Tag

Mittags: Sauerkraut aus dem Wok

Abends: Mediterraner Gemüseauflauf (s. 1. Tag), alternativ Weizenbratlinge zum Mitnehmen oder sofort essen

Sauerkraut aus dem Wok

für 1–2 Personen, Arbeitszeit ca. 60–75 Minuten

Zutaten

250 g	frisches Sauerkraut
ca. 1/2 TL	Ingwerpulver
2 EL	Sojasoße
1/2 + 1/2 EL	Sesamöl
125 g	Tofu, gewürfelt
100 g	Möhren
1	rote Paprika (ca. 150 g)
1 TL	Rapsöl
	Schnittlauch nach Wunsch

Zubereitung

- Vom Sauerkraut Saft ausdrücken und auffangen, diesen mit dem Ingwerpulver, der Sojasoße und dem Sesamöl verrühren und Tofu darin 15 Minuten marinieren.
- Inzwischen Möhren waschen, putzen und in dünne Scheiben schneiden.
- Paprika waschen, Kerne und weiße Bestandteile entfernen sowie in kleine Stücke schneiden.
- Tofu aus der Marinade nehmen und mit dem restlichen Sesamöl im Wok anbraten.
- Tofu herausnehmen und beiseitestellen.
- Das Gemüse mit der Hälfte des Sauerkrauts in Öl anbraten, nach 5 Minuten mit der Tofumarinade ablöschen und dann bei wenig Hitze einige Minuten schmoren.
- Tofuwürfel und restliches frisches Sauerkraut untermischen, mit Sojasoße abschmecken und genießen.
- Durch das schonende Garen im Wok und Hinzugabe von rohem Sauerkraut bleiben viele Vitamine erhalten.

Weizenbratlinge zum Mitnehmen

für 2 Personen, Arbeitszeit ca. 15–25 Minuten, Keimlinge 2 Tage vorher ansetzen

Zutaten

ca. 80 g	Weizenkörner
2	kleinere Zwiebeln (etwa 100 g)
20 g	Sonnenblumenkerne
2	Eier
1 EL	geriebener Käse, z. B. Emmentaler, Gouda, Seetaler, Frankendamer …
	Petersilie, Pfeffer und Salz zum Abschmecken
	Raps- oder Olivenöl zum Ausbraten

Zubereitung

- 1,5–3 Tage vor der Zubereitung Weizenkörner zum Keimen ansetzen (2mal täglich wässern).
- Käse evtl. reiben, wenn nicht schon fertig vorhanden.
- Zwiebel schälen und klein raspeln.
- Keimlinge gründlich waschen.
- Mit den Zwiebeln, den Sonnenblumenkernen, den Eiern und dem geriebenen Käse verrühren.
- Mit Salz und Pfeffer abschmecken.
- Jeweils 1 EL der Bratlinge in das heiße Fett geben.
- Bei mittlerer bis kleiner Hitze braten, bis sich die Bratlinge vom Pfannenboden lösen.
- Dann wenden und auf der 2. Seite braten.
- Mit Salat der Saison servieren oder kalt werden lassen zum Mitnehmen für die Arbeit.

Die Woche gegen Diabetes ist ein ausgezeichneter Einstieg für eine gesündere Ernährung, denn eines ist sicher: Nimmst du anschließend wieder viel Fastfood, Fleisch, Wurst, Fett, Salz und Zucker zu dir, nützt die Woche kaum, um Diabetes zu verhindern oder zu reduzieren.

VI.

Diabetes und die Fettleber

Als Fettleber bezeichnet man die Leber, wenn sie Fett in die Leberzellen, den sogenannten Hepatozyten, eingelagert hat. Zum einen gibt es die alkoholisch bedingte Fettlebererkrankung und zum anderen die nicht-alkoholische Fettlebererkrankung, die sogenannte NAFLD (= englisch für »non-alcoholic fatty liver disease«). NAFLD gilt, wenn über 5% der Leberzellen übermäßig viel Fett angereichert haben. Diese Erkrankung ist dabei sich zu einer der häufigsten medizinischen Indikationen für Lebertransplantationen zu entwickeln. Die Fettleber und Typ-2-Diabetes bedingen sich gegenseitig. Das heißt: Patienten mit einer Fettleber haben zusätzlich ein höheres Risiko, an Typ-2-Diabetes zu erkranken. Auf der anderen Seite begünstigt Typ-2-Diabetes die Entstehung beziehungsweise das Fortschreiten einer Fettleber.

Wundere dich nicht, wenn du MASLD liest. Diesen Begriff hat man erfunden, da die Bezeichnung »nicht-alkoholische Fettlebererkrankung« als stigmatisierend und diskriminierend gelten kann. Deshalb hat ein international anerkannter Expertenausschuss vorgeschlagen, die Erkrankung umzubenennen. Deshalb wird in Zukunft die Bezeichnung »Stoffwechselstörung-assoziierte steatotische Lebererkrankung«, kurz MASLD (= englisch für »metabolic dysfunction-associated steatotic liver disease«) genutzt.

Man kann sich das kaum vorstellen, aber etwa ein Viertel aller Erwachsenen bei uns leidet an einer Fettleber – Tendenz steigend. Insbesondere Menschen mit Typ-2-Diabetes und massiv Übergewichtige leiden darunter. Etwa 85% von ihnen sind von einer chronischen Leberverfettung betroffen. Leider betrifft dies auch schon Kinder: Jedes dritte übergewichtige Kind bei uns leidet an einer Fettleber.

Man unterscheidet drei Stufen der Krankheit:

- Fettleber ohne entzündliche Reaktion
- Fettleber mit entzündlicher Reaktion (genannt: Steatohepatitis: durchschnittlich jeder zweite Betroffene entwickelt diese Variante)
- Leberzirrhose (auch Fettzirrhose oder Schrumpfleber genannt), kommt bei etwa 10% der Fälle vor.

Das Metabolische Syndrom

Möglicherweise hast du schon den Begriff des »Metabolischen Syndroms« in Zusammenhang mit deiner Erkrankung gelesen. Darunter versteht man das Auftreten mehrerer Probleme bzw. Symptome. Diese sind:

- ein bauchbetontes Übergewicht bzw. Adipositas
- entweder erhöhte Nüchternblutzuckerwerte oder ein schon vorhandener Typ-2-Diabetes
- die Triglyzeridwerte sind erhöht bzw. die HDL-Cholesterinwerte zu niedrig
- Bluthochdruck

Sowohl das Metabolische Syndrom als auch Typ-2-Diabetes sind durch die Insulinresistenz gekennzeichnet. Diese findet man vor allem im Bauchfett. Dieses Fett ist sehr aktiv hinsichtlich der freien Fettsäuren, die es in den Körper ausschüttet, insbesondere wenn Insulin infolge der Insulinresistenz nicht mehr richtig aktiv sein kann. Diese freien Fettsäuren lagern sich dann zu den sogenannten Triglyceriden zusammen, die in den Leberzellen gespeichert werden. Dadurch »verfetten« die Leberzellen regelrecht. Das kann leichte (»schwelende«) Entzündungen hervorrufen, wodurch das Lebergewebe dauerhaft geschädigt wird. Dieser Vorgang wird durch eine Insulinresistenz verstärkt. Zugleich verstärkt die Fetteinlagerung in den Leberzellen die Insulinresistenz. Daraus ergibt sich eine Art »Teufelskreis«.

Zu viel Zucker im Blut ... die Fettleber

Zu viel Zucker im Blut und zu viel Fett in der Leber: Die Folge ist, dass das Risiko für Herzinfarkt, Schlaganfall, Krebs und einen Nierenschaden steigt.

Die Ernährungsdocs (s. Anhang, Quellen) stellten dies an einer Frau fest, die morgens, mittags und abends viel Brot und Fleisch gegessen hat. Besonders die vielen Kohlenhydrate (Brot, Zucker...) sind gefährlich. Es wurde ein Fettleberindex von 93 festgestellt. Das bedeutet eine ausgeprägte Fettleber. Der Wert sollte unter 60 sein, dann ist das Fett raus aus der Leber.

Fettleber und Diabetes sind wie Geschwister. Die Fettleber geht meist voraus und zieht Diabetes nach sich. Sie schüttet ein bestimmtes Eiweiß aus, das sogenannte Fetulin. Es gelangt über den Blutkreislauf in die Bauchspeicheldrüse, ruft dort Entzündungen hervor und stört die Funktion der Drüse mit dem Ergebnis, dass sie weniger Insulin ausschüttet. Es entsteht ein Insulinmangel. Damit wird die Entwicklung eines Diabetes beschleunigt.

Das krank machende Fett befindet sich nicht nur in der Leber, auch die anderen Organe und das Blut sind betroffen. Bei den Triglyceriden fanden sich 500 mg/dL im Blut, normal wären 150 mg/dL.

Die Fettleber, Diabetes und erhöhte Blutfette sind eine

Zumutung für Herz und Nieren. Das Fett muss aus der Leber raus. Das ist auch am Bauchumfang zu erkennen. Er ist mit 106 cm um 20 cm zu viel. Bauch und Fett wurden systematisch angefuttert. Kohlenhydrate und Fett durch Brot, Wurst und Fleisch (70% Fleisch, 30% Fisch) sind besonders ungünstig, insbesondere da kein Obst und Gemüse verzehrt wurde. Die Ernährungsdocs empfehlen die Mittelmeerkost (s. Teil IV, Kap. 5) und Brot mit ballaststoffreichem Bambusmehl. Ganz allgemein können eine gesunde Ernährung, Fasten und Bewegung gegen eine Fettleber helfen.

In der Regel entsteht eine Leberverfettung durch falsche Ernährung: Es wurden zu viele Kohlenhydrate gegessen und die Bewegung war viel zu wenig. Seltener können auch zu viel Alkohol und bestimmte Medikamente schuld sein.

Weniger häufig kommt eine Leberverfettung durch einen Eiweißmangel bei schlanken Menschen vor, z. B. bei Unterernährung. Aufpassen muss man auch während einer Schwangerschaft, nach einer teilweisen Leberentfernung oder nach Operationen, die Teile des Dünndarms entfernen.

Auch das Alter spielt eine Rolle und das Metabolische Syndrom. Typ-2-Diabetes und auch Begleiterkrankungen wie Hepatitis C-Virusinfektionen können die Fettleber verstärken.

Hast du eine Fettleber, so hast du erst einmal keine Schmerzen. Aber folgende Symptome sind ein Hinweis:

- Du bist ständig müde und hast zu nichts Lust.
- Du kannst dich nicht konzentrieren.
- Du hast ein Druckgefühl im rechten Oberbauch.
- Du verspürst oft ein Völlegefühl
- Wenn du dich seitlich hinlegst, tut dir die rechte Seite weh.
- Der Urin ist dunkel gefärbt, der Stuhl dagegen hell.

Wie stellt man eine Fettleber fest?

Eine Fettleber ist oft nur schwer zu erkennen. Die Leber lagert Fett ein und schwillt an. Das kann Jahre dauern, ohne dass du etwas bemerkst. Das Organ kann bis zur doppelten Größe anschwellen und du fühlst es nicht. Besteht sie zu 60% aus Fett, wird es schwierig. Im günstigen Fall kann ein Arzt eine vergrößerte Leber (Hepatomegalie) ertasten. Dann kann man die Diagnose Fettleber folgendermaßen bestätigen:

- Mit Ultraschall (Sonografie) des Oberbauchs (falls eine Fettleber vorliegt, erscheint die Leber im Ultraschall meist heller und größer als üblich).
- Mit Hilfe von Blutentnahme mit Bestimmung der Leberenzyme (Enzym = Steuerungsstoff des Körpers): Dann kann man möglicherweise eine Erhöhung der Gamma-GT (GGT) bei reiner Fettleber (Stufe 1) feststellen und eine Erhöhung von GPT und GOT (GGT, GPT und GOT sind Leberwerte) bei bereits entzündeter Fettleber.
- Zusätzlich kann eine Magnet-Resonanz-Spektroskopie (MRS) sowie eine Elastographie weiterhelfen. Mit Hilfe der MRS-Untersuchung kann man den Fettgehalt bestimmen und bei einer Elastographie misst man die Elastizität der Leber.

Damit man die Fettleber nicht mit einer anderen Lebererkrankung in Verbindung bringt und um ausschließen zu können, dass bereits eine Fettleberentzündung vorliegt, benötigt man eine Leberbiopsie (Leberpunktion, Entnahme einer kleinen Gewebeprobe – unter Narkose). Dafür entnimmt man mit einer Spritze Lebergewebe, um die Leberzellen einer genauen Untersuchung unterziehen zu können.

Man kann anhand der eigenen Werte (Blutwerte und

Körperdaten) relativ gut feststellen, ob man unter einer Fettleber leidet oder nicht – es ist nicht einmal eine Biopsie dazu erforderlich. Folgende Daten benötigst du:

- aus den Blutwerten: GGT und Triglyceride
- aus Körpergröße, Gewicht und Körperumfang
- BMI: Verhältnis Körpergröße zu Gewicht
- Bauchumfang gemessen auf Taillenhöhe

Aus diesen Daten kannst du den sogenannten Fettleber-Index (FLI) berechnen. Im Internet findest du Seiten (z. B.: *www.leberfasten.com/leberfasten-programm/machen-sie-den-test/*), die dir die Berechnung erleichtern. Sollte dein FLI über 60 liegen, leidest du vermutlich unter einer Fettleber. Sieht dein Arzt, dass deine Leber im Ultraschall vergrößert ist, gilt die Diagnose Fettleber nahezu als gesichert. Er oder sie kann dann noch eine Art Ultraschall vornehmen, um festzustellen, ob du eine Tendenz zur Fibrose (krankhafte Vermehrung von Bindegewebe) hast.

Im ersten Stadium der Leberverfettung lässt sich noch alles rückgängig machen – indem man fünf bis sieben Prozent des Körpergewichts abnimmt.

Hast du eine Fettleber, ist eine Ernährung mit viel Gemüse, Salat, frischen Kräutern, zuckerarmem Obst und eiweißreichen, sättigenden Nahrungsmitteln wie Hülsenfrüchte (Bohnen, Erbsen, Sojabohnen, Linsen), Nüsse, Milchprodukte, Fisch, Geflügel und Eier gut.

Besonders gut für die Leber sind Gemüsesorten wie Artischocke, Chicorée, Schwarzwurzel, Topinambur, Pastinake und Löwenzahn. Sie enthalten viel Inulin. Dabei handelt es sich um einen sogenannten präbiotischen Nährstoff, der zu den Ballaststoffen gehört. Die Ernährungsdocs empfehlen sogar, täglich einen gehäuften Teelöffel davon einzunehmen. Dies wirkt sich positiv auf die Darmflora, die Leberfunktion und die Blutfette aus. Empfehlenswert sind auch alle Salatsorten mit Bitterstoffen (Chicorée, Löwenzahn), Auberginen, Gurken, Fenchel, Kürbis, Möhren, Paprika, Radieschen, Rote Bete, Spargel, Spinat, Tomaten, Zucchini, alle Kohlarten, Sauerkraut und alle Pilze.

Zu zuckerarmem Obst gehören Äpfel, Aprikosen, Avocados, Brombeeren, Clementinen, Erdbeeren, Kiwis, Grapefruits, Heidelbeeren, Himbeeren, Johannisbeeren, Sauerkirschen, Nektarinen, Papayas, Orangen, Pflaumen, Pfirsiche, Stachelbeeren, Wassermelone und Zwetschgen. Zuckerreiche Obstsorten sind Ananas, Banane, Birne, Honigmelone, Kaki (Sharon), Mango, Süßkirschen und Weintrauben. Auf keinen Fall solltest du deiner Leber gezuckerte Obstkonserven, Obstmus, gezuckerte Trockenfrüchte und kandierte Früchte zumuten.

Ungeeignet bei Leberverfettung sind auch folgende Lebensmittel: Weiß-, Toast- und Knäckebrot, Croissants, Zwieback, Laugengebäck, Weißmehlprodukte, geschälter Reis, Pommes, Kroketten, Kartoffelbrei, Pfannkuchen, Kartoffelpuffer, Fast Food und vor allem Fertiggerichte. Auch Süßigkeiten, süße Backwaren und Milchprodukte, Eiscreme, Chips, Flips und Salzgebäck sind nicht gut für die Leber. Wenn du dich mediterran ernährst, wie es im Kapitel IV. 5 (Die Mittelmeer-Kost) dargestellt ist, machst du im Grunde alles richtig.

Bei den Getränken kann man nur folgendes empfehlen: Wasser, ungezuckerter Tee und Kaffee (ohne Milch). Besser solltest du Folgendes nicht trinken: Fruchtsäfte, Softdrinks, Milchmixgetränke und Alkohol.

Rezepte für geeignete Speisen bei Fettleber findest du zum Beispiel unter: www.ndr.de/ratgeber/kochen/rezepte/Rezepte-bei-Fettleber,fettleber160.html.

Inzwischen gibt es auch wissenschaftliche Erkenntnisse zu einer speziellen Zuckerart, der Fruktose (Fruchtzucker). Sie soll die Einlagerung von Fett in die Leberzellen sowie die Zunahme von Bauchfett und Insulinresistenz begünstigen.

Deshalb solltest du die Inhaltsstoffe verpackter Lebensmittel kontrollieren, da der Zucker als günstiger Rohstoff in der Lebensmittelindustrie verwendet wird, zum Beispiel als Fruktose-Mais-Sirup (High Fructose Corn Syrup, kurz HFCS). Den ungesunden Zucker findest du oft in Softgetränken, Süßigkeiten und Fertigprodukten.

Gefährlich wird eine nicht-alkoholische Fettleber dann, wenn die Fetteinlagerungen schon lange vorhanden sind und bereits Entzündungsprozesse in der Leber ablaufen. Lässt du diese nicht behandeln, kann das Bindegewebseinlagerungen (fachlich Fibrose) und Vernarbungen (fachlich Zirrhose) zur Folge haben. Dann kann die Leber ihre vielfältigen und wichtigen Aufgaben kaum noch erfüllen. Die möglichen Folgen können zum Beispiel ein Wasserbauch und Funktionsstörungen des Gehirns sein, weil die gesundheitsschädlichen Stoffe, die in der Leber normalerweise entgiftet werden, nicht mehr abgebaut werden können, bis hin zum Leberkrebs.

Dazu kommen Folgeerkrankungen wie Insulinresistenz, erhöhte Blutzuckerwerte und Fettstoffwechselstörungen. Daraus wiederum ergibt sich ein erhöhtes Risiko für Herz- und Kreislauferkrankungen. Auch die Nieren können geschädigt werden und die sogenannte diabetische Polyneuropathie (Reizweiterleitung gestört) auftreten.

Leider gibt es keine Arzneimittel gegen Leberverfettung. Daher hilft eine Ernährungsumstellung sehr. Dies ist obendrein wichtig, da die Einlagerung von Fett in die Leberzellen rückgängig gemacht werden kann. Dafür reichen bereits eine gesunde Ernährungsweise und gegebenenfalls der Verzicht auf Alkohol aus. Sehr wichtig dafür ist eine Ernährung mit weniger Kohlenhydraten (Gebäck, Brot, Teigwaren aller Art, Reis). Dies kennt man unter der Bezeichnung »Low Carb«.

Wichtig sind auch Essenspausen. Drei Mahlzeiten am Tag ohne Zwischensnack geben dem Organ die nötige Ruhe zwischendurch, überfordern die Leberzellen nicht und das Organ kommt zur Ruhe.

Beispiel für einen Tagesplan:

- Morgens: Kaffee oder Tee ohne Milch und Zucker,
- mittags: 2 gekochte Eier mit Chicorée-Salat,
- abends: 1 Teller Gemüsesuppe mit einer halben Scheibe Vollkornbrot.

Liegt eine fortgeschrittene Fettleber vor oder leidest du unter starkem Übergewicht (Adipositas), solltest du kalorienreduziert essen. Dann kann Intervallfasten (Genaueres s. Teil IV, Kap. 6 F, Abnehmen, aber mit Köpfchen!) helfen, das Gewicht zu reduzieren und den Stoffwechsel zu normalisieren. Sogar ein kurzes »Leberfasten« kann ein Arzt empfehlen. Dann nimmst du erst einmal spezielle Eiweißdrinks zu dir, bevor du mit der eigentlichen Ernährungsumstellung beginnst. Auch zweimal pro Woche nur 800 kcal zu sich zu nehmen, hilft.

Alternativ kannst du das Mittagessen ausfallen lassen und stattdessen einen Eiweißshake mit nahezu kaum Kohlenhydraten trinken. Am besten kein Brot, keine Kartoffeln oder Nudeln, keinen Zucker. Stattdessen mageres Fleisch auf den Grill und Salat mit Radieschen, Gurke oder Bohnensalat.

Die restlichen Tage nur zwei Mahlzeiten mit langer Pause dazwischen. Rezepte bei Leberverfettung findest du in diesem Buch.

Heißhungerattacken kannst du begegnen, indem du ein großes Glas Wasser trinkst. Auch Bitterstoffe helfen, wie zum Beispiel eine Tasse Wermuttee, ein Schluck Wermut-Presssaft oder Bittertropfen.

Um leichter abzunehmen oder das empfohlene Gewicht

zu halten, ist Bewegung gut, zum Beispiel Nordic Walking. Es muss kein Hochleistungssport sein, aber 10.000 Schritte am Tag sollten es schon sein, das entspricht etwa sieben Kilometern.

Die gute Nachricht: Nimmst du bei Übergewicht etwa 5% ab, geht der Leberfettgehalt um 30% zurück. Wenn die Leber allerdings entzündet ist, musst du 10% an Gewicht verlieren.

VII.

Die unterschätzte Mitspielerin: die Bauchspeicheldrüse

Man nennt die Bauspeicheldrüse fachlich Pankreas, gr. «pan» (alles) und «kreas» (Fleisch). Dass die Drüse auch Hormone in den sogenannten Langerhansschen Inseln produziert, entdeckte der deutsche Arzt Paul Langerhans 1869. Man hört von ihr nur, wenn etwas passiert ist: die Bauchspeicheldrüse. Sie liegt im hinteren Teil der Bauchhöhle zwischen dem Magen und der Wirbelsäule. Sie ist eingebunden zwischen der Leber, dem Darm und anderen Organen.

Sie ist geformt wie eine Banane, etwa 15 bis 20 cm lang, wiegt etwa 100 g und man unterteilt sie in drei Abschnitte: den Kopf, den Körper und den Schwanz.

Die Drüse erfüllt zwei wichtige Aufgaben:

- *Erstens:* In ihr werden Verdauungssäfte für den Darm gebildet, man nennt dies exokrine (»nach außen«) Funktion. Man kann sich das kaum vorstellen, aber bis zu zwei Liter Verdauungssaft täglich werden gebildet und in den Dünndarm abgegeben. Er enthält vor allem Wasser, dann Salz, Natriumbikarbonat und über 20 verschiedene Verdauungsenzyme (Enzym: s. Anhang, Lexikon). Die Enzyme zerlegen unsere Nahrung in kleinste Teile. Ohne sie könnte unser Darm die Nahrung nicht richtig verarbeiten. Das Ergebnis wären Verdauungsstörungen, zum Beispiel Durchfall, Blähungen oder Bauchkrämpfe.
- *Zweitens:* Sie stellt die Hormone Insulin und Glukagon her. Dies geschieht in den sogenannten Langerhansschen Inseln. Sie regulieren den Blutzuckerspiegel, en-

dokrine (»nach innen«) Funktion genannt. Diese beiden Hormone werden ins Blut abgegeben. Ihre Aufgaben bestehen darin, den Blutzuckerspiegel zu senken, wenn er zu hoch ist (Insulin), und anzuheben, wenn er zu niedrig ist (Glukagon).

Probleme mit der Bauchspeicheldrüse selbst erkennen

Eine akute Bauchspeicheldrüsenentzündung erkennt man an heftigsten, plötzlichen Schmerzen im Oberbauch und Rücken. Bei einer chronischen Entzündung hat man immer wieder Schmerzen. Ist die Verdauungsfunktion der Bauchspeicheldrüse reduziert oder fehlt sie ganz, hast du weiche, klebrige, manchmal auch graue Stühle und Durchfälle und du nimmst ab.

Ist das Organ ständig entzündet oder wird diese Entzündung immer schlimmer, wird die Produktion des Hormons Insulin reduziert und es treten zunehmend die Zeichen von Typ-2-Diabetes auf. Dazu gehören zum Beispiel Durst, vermehrtes Wasserlassen und Hautjucken.

Droht Gefahr eines Typ-2-Diabetes?

Je nach Beschwerden wird Ultraschall verordnet, inklusive dem endoskopischen Ultraschall, mit dessen Hilfe die Bauchspeicheldrüse in optimaler Qualität abgebildet wird. Auch die Computer- und die Kernspintomographie kann eingesetzt werden. Wird eine Gewebeprobe benötigt, kann man diese im Rahmen einer endoskopischen Ultraschalluntersuchung durch eine Punktion der Bauchspeicheldrüse unter bildgebender Kontrolle gewinnen.

Zur weiteren Behandlung gehört die Unterstützung der Bauchspeicheldrüsenfunktion (mit Verdauungsenzymen wie Insulin), die Ernährungs- und die Schmerztherapie.

Bei einer chronischen Entzündung der Bauchspeicheldrüse, die schwer behandelbare Schmerzen verursacht, sollte man mit einem Chirurgen sprechen, um zu klären, ob man sich operieren lassen sollte, um möglicherweise Krebs vorzubeugen.

Vorbeugen ist extrem wichtig

Tatsächlich ist die Bauchspeicheldrüse ein empfindliches Organ, auf das du aufpassen solltest. Zum Beispiel solltest du übermäßige Fettzufuhr mit der Nahrung oder Alkoholexzesse vermeiden, da man die Drüse damit reizen und sie sich so akut oder chronisch entzünden kann. Dasselbe gilt für das Rauchen. Eine gesunde Lebensführung mit täglicher körperlicher Bewegung hilft, einer möglicherweise lebensbedrohlichen Erkrankung vorzubeugen.

Dazu kommen eventuell Gallensteine, die aus der Gallenblase in den Gallengang wandern können. Der Gallen- und Bauchspeicheldrüsengang münden beide an derselben Stelle in den Zwölffingerdarm ein. Deshalb kann ein Gallengangstein eine akute Bauchspeicheldrüsenentzündung auslösen, sofern der Stein vor der Einmündungsstelle eingeklemmt wird. Dann muss die Gallenblase mit den Steinen operativ entfernt werden. Damit verhindert man erneute Komplikationen des Gallensteinleidens.

Gefürchtet ist der Bauchspeicheldrüsenkrebs, der bei

übergewichtigen Personen mit ungesundem Lebensstil häufiger auftritt.

Am besten ist also, wenn du dich dauerhaft möglichst gesund und ausgewogen ernährst. Wechsle ab und iss viele verschiedene Lebensmittel. Rauchen und Alkohol solltest du vermeiden. Am besten ernährst du dich folgendermaßen:

- Leicht verdauliche Nahrungsmittel vorziehen, das heißt: z. B. Kartoffeln, Reis, Brot, Nudeln, Gemüse (am besten gekocht oder gedünstet), Obst.
- Möglichst viele Kohlenhydrate.
- Maximal 50 bis 80 g Fett pro Tag zu dir nehmen, denn große Mengen an fettreicher Nahrung, wie zum Beispiel Schweinebraten oder Torte, überfordern die Drüse. Sie kann nicht ausreichend Enzyme bilden, die die Fette verarbeiten können. Besonders schädlich ist die Kombination von zu viel Fett und zu viel Alkohol.
- Die wertvollste Nahrung für die Bauchspeicheldrüse sind Kürbisse. Man führt dies auf die Erneuerung von geschädigten Bauchspeicheldrüsenzellen zurück. Generell scheinen die Enzyme im Kürbis die Bauchspeicheldrüse zu entlasten. Man vermutet, dass dies der Grund ist, dass Kürbisextrakt sowohl Vorstufen von Diabetes Typ 2 als auch eine bestehende Zuckerkrankheit bessern kann.
- Auch Bitterstoffe unserer Nahrung sind gut, damit die Bauchspeicheldrüse gesund bleibt. Nimmt unsere Zunge und der Gaumen Bitterstoffe wahr, geben die Drüsen des Magens, der Galle und der Bauchspeicheldrüse Verdauungssäfte ab. Dadurch wird auch die Darmtätigkeit angeregt. Die natürlichen Varianten der Bitterstoffe sind zum Beispiel Rucola, Chinakohl und Artischocke, als Gewürz unter anderem Lorbeer, Anis, Fenchel, Kamille und Liebstöckel. Aber nicht nur diese: Ein Espresso nach dem Essen versorgt uns ebenfalls mit wertvollen Bitterstoffen.

VIII.

Schutz vor Diabetes Typ II

Im Folgenden kannst du nachlesen, inwiefern der Blutdruck deinen Diabetes beeinflusst. Auch wie wichtig ausreichender und guter Schlaf ist, solltest du nicht unterschätzen. Schließlich solltest du die Fakten kennen, die dich zu einem Arztbesuch bewegen.

Achtung Blutdruck!

Schon in meinem ersten Buch über Diabetes (Selbsthilfe bei Diabetes, s. Anhang, Quellen) habe ich auf die Gefahr durch einen hohen Blutdruck hingewiesen: Ca. 50% aller nicht insulinpflichtigen Diabetiker (Typ 2) haben einen hohen Blutdruck. Bei ihnen treten Herzinfarkt, Schlaganfall und Durchblutungsstörungen aller Art drei- bis viermal häufiger auf als bei der übrigen Bevölkerung. Wird Typ-2-Diabetes diagnostiziert, hat bereits die Hälfte der Betroffenen Durchblutungsstörungen an den Herzkranzgefäßen oder wird innerhalb kurzer Zeit daran erkranken. Leider tragen Diabetiker auch das doppelte Risiko, nach einem Herzinfarkt weitere zu erleiden. Für Frauen ist Diabetes sogar gefährlicher als für Männer. Er steigert das Risiko, eine Herz-Kreislauf-Erkrankung zu bekommen gegenüber gesunden Frauen um etwa das Vierfache. Bei zuckerkranken Männern verdoppelt sich das Risiko.

Generell sollten Diabetiker ihren Blutdruck regelmäßig

kontrollieren (die passenden Werte findest du in Kapitel III). Das geht sehr gut mit einem Blutdruckmessgerät, das man sich für zu Hause kaufen kann.

Ist der Blutzucker zudem über viele Jahre schlecht eingestellt, kann es zur Nierenschädigung kommen. Das führt zusätzlich zu einem hohen Blutdruck. Dagegen kann eine sehr gute Blutdruckeinstellung eine Verschlechterung der Nierenfunktion bei diesen Patienten verhindern oder zumindest verzögern. Falls du Tabletten gegen hohen Blutdruck verschrieben bekommen hast, ist es besser, diese gewissenhaft jeden Tag einzunehmen. Ist deine Blutdruckeinstellung gut, sind dein Herz, deine Nieren und deine Augen vor Folgeerkrankungen geschützt.

Ein hoher Blutdruck ist auch ein Risiko während der Schwangerschaft, denn er ist gemeinsam mit Übergewicht ein Wegbereiter für Schwangerschaftsdiabetes.

Gesunder Schlaf ist sooo wichtig!

Wie wichtig Schlaf ist, sieht man an den Folgen von Schlafmangel: Die Reaktionsgeschwindigkeit ist geringer, die Konzentrationsfähigkeit lässt nach, die emotionale Verfassung wird schwierig, das Schmerzempfinden wird stärker.

Der Neurowissenschaftler und Psychotherapeut Manuel Schabus betont, dass zu wenig Schlaf eine kürzere Lebenserwartung bedeutet. Menschen neigen auch zu Adipositas, wenn sie chronisch zu wenig schlafen. Das hängt mit unserem Hormonhaushalt zusammen.

In der Nacht verarbeitest du das, was du untertags erlebt hast. Erinnerungen kommen vom Kurz- ins Langzeitgedächtnis. Schläfst du nicht, kommen neue Eindrücke hinzu, die das Gehirn nicht mehr verarbeiten kann. Es kommt zu

Funktionsstörungen, du beginnst zu frieren – durch den Schlafentzug kann der Körper seinen Temperaturhaushalt nicht mehr richtig steuern. Das Immunsystem muss auch nachts regulieren und aufbauen können. Bleibst du wach, kann das Immunsystem Krankheitserreger nicht mehr so gut bekämpfen. So werden Killerzellen nur um 70% reduziert, wenn wir statt 8 nur 4 Stunden schlafen.

Die Fitness ist schlechter. Schlafmangel wirkt sich auf die Koordinationsfähigkeit aus wie Alkohol, kognitive Ausfälle können die Folge sein. Bleibst du 8 Stunden länger auf, als es dem Schlafbedürfnis entspricht, wirkt das wie 1 Promille, bleibst du bis 12 Uhr nachts wach, wie 0,5 Promille. Entsprechend gibt es mehr Verkehrsunfälle bei Schlafentzug. So verdoppelt sich die Reaktionszeit bei Schlafmangel, Konzentrationsfehler steigen von 3 auf 15 Fehler. Das alles zeigt, wie wichtig Schlaf ist.

Sollten die Schlafstörungen länger als 4 Wochen anhalten oder zusätzlich Herzrasen, Atemnot oder Schweißausbrüche hinzukommen, solltest du einen Arzt aufsuchen.

Folgendes hilft beim Ein- und Durchschlafen: Alkohol, Nikotin und Koffein vermeiden. Gerade der Alkohol, der zuerst entspannend wirkt, lässt später schlechter durchschlafen. Dasselbe gilt für schweres, fettes Essen. Generell solltest du größere Mahlzeiten mindestens 4 Stunden vor dem Schlafengehen zu dir nehmen, da die Verdauungsaktivität den Schlaf unruhiger gestaltet.

Als Hausmittel gilt es, die Füße warm zu halten, heiße oder warme Milch mit Mandelmus bzw. Honig zu trinken und ein Einschlafbad mit Melissen-, Fichtennadel- oder Lavendelzusatz zu nehmen.

Hausmittel bei Schlafproblemen – Pflanzliche Hilfsmittel

Folgende Kräuter sind gegen Schlafprobleme gewachsen:

- Hopfen (Strobulus lupulus): Hopfen wird zumeist zum Bierbrauen verwendet, aber er dient auch medizinischen Zwecken, hauptsächlich als Beruhigungs- oder Schlafmittel. Dafür verwendest du die Hopfenzapfen und die daraus gewonnenen Drüsenschuppen. Man findet ätherische Öle und Bitterstoffe in ihnen: Humulon und Lupulon, aus denen während der Lagerung andere flüchtige Verbindungen entstehen. Letztere werden bei längerer Aufbewahrung in eine spezielle Substanz umgewandelt, der man die beruhigende Wirkung der Pflanze zuschreibt. Hopfen wird meist mit Baldrian oder anderen beruhigend wirkenden Heilkräutern kombiniert. Jedoch sind die beruhigend wirkenden Inhaltsstoffe des Hopfens leicht flüchtig. Daher wird empfohlen, die Zapfen mehrere Stunden in lauwarmem Wasser ziehen zu lassen. Den Nachteil kann man in einen Vorteil umwandeln, wenn man Hopfen als Badezusatz verwendet: Dann wird der Wirkstoff zumindest zum Teil über die Atemwege aufgenommen.
  Für einen Tee übergießt du 1–2 TL Hopfenzapfen mit einer Tasse siedendem Wasser und lässt das Ganze 10–15 Minuten ziehen. Über den Tag 2–3 Tassen trinken und vor dem Schlafengehen noch einmal 1 Tasse frisch zubereiteten Tee zu dir nehmen.
- Passionsblumenkraut (Passiflora incarnata oder herba bzw. officinalis): Bei der Passionsblume handelt es sich um eine Kletterpflanze, die bis zu 10 Meter hoch wird und nahe mit der Passiflora edulis (Maracuja) verwandt ist. Ihre schlaffördernde Wirkung ist bekannt. Nebenwirkungen und Kontraindikationen sowie Wechselwir-

kungen mit anderen Substanzen kennt man dagegen nicht. Über die Verträglichkeit während der Schwangerschaft gibt es zu wenig Erkenntnisse. Aus den frischen oder getrockneten Blättern und Stängeln kann man einen Tee zubereiten. Du erhältst entsprechende Fertigpräparate z. B. in Reformhäusern, Apotheken und in manchen Bioläden. Dazu kommen viele Kombinationspräparate, teilweise auch als Saft. So werden die Blätter der Passionsblume zum Beispiel mit Baldrian, Johanniskraut, Hopfen, Melisse oder Weißdorn gemischt.
Folgenden Schlaftrunk kannst du dir aus der Passionsblume zubereiten: Für eine Tasse Tee einen TL voll Kraut mit einer Tasse siedendem Wasser übergießen und den Aufguss nach 10 bis 15 Minuten absieben. Davon je eine Tasse zwei- bis dreimal täglich sowie 1 Stunde vor dem Zubettgehen trinken.
- Lavendelblüten (Lavandulae flos): Lavendelblüten enthalten ein ätherisches Öl mit leicht beruhigenden Eigenschaften. Man setzt sie bei Unruhe in beruhigenden Teemischungen und Badezusätzen ein. Der Wirkstoff entfaltet seine entspannende Wirkung besonders gut, wenn er eingeatmet wird.
Folgenden Schlaftrunk kannst du daraus zubereiten: 3 EL Weißdorn-Frischpflanzensaft (erhältlich z. B. im Reformhaus) in eine große Tasse oder einen Becher Lavendeltee geben. Diese Mischung soll beruhigend und entspannend wirken, sofern du etwas Geduld aufbringst. Trinkst du den Tee regelmäßig, soll er auf Dauer zu einem echten Schlaftrunk werden.

Körperliche Anstrengung fördert den Schlaf. Jedoch solltest du die anstrengende Variante etwa vier Stunden vor dem Schlafengehen meiden. Gegen einen gemütlichen Spaziergang spricht jedoch nichts. Wer Sorgen hat, sollte mit jemandem darüber sprechen, statt zu versuchen, sie nachts allein zu bewältigen. Untertags solltest du regelmäßig Pausen einlegen. Und wenn du dann immer noch nicht entspannen kannst, hilft vielleicht ein Kräuterkissen mit Hopfenzapfen oder Lavendelblüten. Auch Schlafkissen mit einer Mischung aus Lavendelblüten, Hopfenzapfen, Melissenblättern, Johanniskraut und Orangenblüten sollen für einen guten Schlaf sorgen.

Die Grenzen der Selbsthilfe – wann besser einen Arzt hinzuziehen?

Bei folgenden Symptomen solltest du möglichst bald zum Arzt gehen:

- Allgemeinbeschwerden wie
- Anfälligkeit für Infektionen, v. a. für Blasenentzündungen sowie Hautinfektionen mit Bakterien und/oder Pilzen
- (Starker) Juckreiz ohne sichtbare Hautveränderung
- Zyklusstörungen, Ausbleiben der Regel, mangelnde Fruchtbarkeit der Frau, Erektionsstörungen bei Männern.

Hast du Diabetes, gibt es Notfälle, die einen sofortigen Arztbesuch erforderlich machen. Akute Unter- oder Überzuckerungen gehören bei Diabetikern zu Notfallsituationen. Wie häufig diese Situationen auftreten, hängt davon ab, wie gut oder schlecht der Stoffwechsel eingestellt ist. In beiden Situationen musst du sofort reagieren und augenblicklich einen Arzt aufsuchen bzw. den Notarzt rufen! Eine Unterzuckerung können alle Diabetiker, die mit Tabletten oder Insulin behandelt werden, bekommen. In den Diabetesschulungen lernst du, was bei diesen Situationen zu tun ist und wie du vorbeugen kannst.

IX.

Was hat Stress mit Diabetes zu tun?

Im Folgenden erfährst du alles, was du über Stress und seine Bedeutung – nicht nur bei Diabetes – wissen solltest. Die Daten stammen aus meinem Buch über »Autoimmunerkrankungen – das kann ich selbst tun« (s. Anhang Quellen, Flemmer) –, denn bei all diesen Erkrankungen ist es wichtig, Stress zu vermeiden und ihn gegebenenfalls in den Griff zu bekommen:

Mit unseren Augen und anderen Sinnesorganen bewerten wir unsere Umwelt. Nehmen wir sie als bedrohlich wahr, führt diese Wahrnehmung zu einer Reaktion des Körpers. Dann ist er in Alarmbereitschaft, um einer möglichen gefährlichen Situation zu entgehen.

Deshalb ist Stress wichtig für unser Überleben. Damit wird unser Körper in einen Zustand erhöhter Leistungsfähigkeit versetzt und ermöglicht ihm Flucht- oder auch Angriffsreaktionen. Die Folge: Du kannst auf besondere Situationen schnell und angemessen reagieren.

Somit mobilisiert Stress Energiereserven und kurbelt den Stoffwechsel an. Daran siehst du, dass Stress sogar kurzfristig zu positiven Effekten führen kann, also zum Beispiel beim Sport oder in Prüfungssituationen.

Stress ganz allgemein

In Deutschland werden immer höhere Stresspegel gemessen – dies beobachtet man seit 10 Jahren: Familie, Job, Krankheiten, Konflikte mit Nahestehenden und die ständige Erreichbarkeit werden immer mehr zum Stressfaktor. Stress ist okay, wenn er nur wenige Minuten dauert. Länger ist nicht gesund, vor allem, wenn wir keine Kontrolle über ihn haben, dann

- werden Stresshormone ausgeschüttet,
- der Blutdruck steigt,
- wir werden anfälliger für Entzündungen,
- das Immunsystem fährt runter,
- das Herz schlägt schneller,
- der Darm wird träge,
- es entstehen vermehrt freie Radikale und damit der sogenannte oxidative Stress.

Achtsamkeit ist hier das Zauberwort! Es ist wichtig, in sich hineinzuhören und zu spüren, was guttut und was nicht, denn Stress ist der Mörder aller Selbstheilungskräfte! Immer wieder zu entspannen ist ungeheuer wichtig. Das beginnt damit, dass du dich ruhig zurücklehnst und die eigene Atmung beobachtest. Es gibt auch verschiedene Atemtechniken, um Stress abzubauen. Insbesondere Achtsamkeitsübungen helfen.

Stress ist ein Problem, wenn er zu viel ist und die Energiereserven ausschöpft, wenn er nicht nachlässt, wenn er zu lange andauert. Stress bedeutet, in Alarmbereitschaft zu sein. Das wiederum bedeutet: nicht zu schlafen; wenn du isst, dies ganz schnell zu tun und nicht auf gesundes Essen zu achten, zum Beispiel auf zu viel Zucker; das Umfeld ständig als Gegner anzusehen.

Unsere Psyche empfindet Stress heutzutage vor allem als Phänomen der Überforderung – man glaubt, den Dingen des Alltags nicht mehr gewachsen zu sein, seine Aufgaben nicht bewältigen zu können.

Über das Gehirn beeinflusst die Stresswahrnehmung eine ganze Reihe von Hormondrüsen, wie zum Beispiel die Nebennieren. Sie setzen typische Stresshormone wie Adrenalin frei. Es wird in Stresssituationen vermehrt ausgeschüttet, steigert die Atmung sowie die Herzschlagfrequenz und lässt den Blutdruck steigen.

Stressoren beeinflussen auch das vegetative Nervensystem, sie steuern also unwillkürliche Körperreaktionen. Dies betrifft auch die Arbeit des Magen-Darm-Trakts oder des Immunsystems. Bewegst du dich dann noch wenig, kann ein ständiger Schlafmangel entstehen.

Stehst du unter Dauerstress, hat dies Folgen für die Gesundheit, denn für unseren Körper heißt das Daueralarm. Dann entstehen gesundheitliche Probleme wie z. B. Kopfschmerzen bis hin zu Schwindel, Schlafstörungen, Angst, Depressionen, Magen- oder Rückenschmerzen. Das Immunsystem leidet darunter und der oder die Betroffene wird anfälliger für Bakterien- oder Virenbefall.

Es kommt zu weiterer Überforderung und Erschöpfung. Dann erhöht sich möglicherweise der Blutdruck. Es steigt das Risiko für einen Schlaganfall oder Herzinfarkt. Auch konzentrieren kannst du dich dann nicht mehr so gut.

Ich kann nicht raus – Hilfe bei zu viel Stress

Stressvorbeugung hat sehr viel mit Selbstdisziplin zu tun. Du musst darauf achten, dass es zu einem wechselnden Rhythmus zwischen Anspannung und Entspannung kommt und immer wieder in deinen Körper hineinhorchen. Dabei musst du menschliche Grundbedürfnisse – wie zum Beispiel ausreichenden Schlaf, gesunde Ernährung und ausreichende Bewegung – immer im Auge behalten.

Innehalten, entspannen, in sich hineinhören – das kann der eine beim Sport, ein anderer am besten bei der Meditation. Dafür ist eine gewisse Ausgewogenheit in der Lebensführung und Achtsamkeit erforderlich. Das bedeutet ganz allgemein, darauf zu hören, was der eigene Organismus fordert, sonst kann eine bestehende Krankheit schlimmer werden oder eine weitere dazukommen.

Es gibt die unterschiedlichsten Kurse und Angebote zum Thema Entspannung. Aber wie wirken diese Wohlfühlstunden auf das Immunsystem?

Die meisten Menschen müssen heutzutage nicht mehr so schwer körperlich arbeiten wie früher. Dennoch ist die gesundheitsgefährdende Wirkung von ständigem Stress nicht zu unterschätzen. Viele Berufstätige sehnen sich nach Entspannung und Ruhe. Steht man täglich unter Stress, bewirkt dies einen erhöhten Verbrauch an Spurenelementen, Mineralien und Vitaminen. Kannst du diese dem Körper nicht durch eine abwechslungsreiche Ernährung zuführen, lebst du gefährlich.

Unser Immunsystem leidet langfristig unter Stress. Er kann aber auch zu organischen Problemen führen: Herzrhythmusstörungen, Depressionen, dem Burn-out-Syndrom oder allgemeiner Ermüdung. Entspannungsübungen, Achtsamkeit, ätherische Öle wie Lavendel oder Geranie können helfen.

Eine kleine Auszeit nach der Arbeit ist auf alle Fälle zu empfehlen. Manchem genügt schon eine Duftlampe mit einem guten Lavendelduft (reine ätherische Öle, keine naturidentischen) und die Lieblingsmusik. Bereits 30 Minuten können ausreichen, um wieder einen freien Kopf zu bekommen und Kraft für neue Aktivitäten zu finden.

Derartige Entspannungsminuten kannst du nicht nur auf dem Sofa verbringen, sondern z. B. auch in der Badewanne oder auf dem Fahrrad. Vermeidest du langfristig Stress und gleichst ihn zum Beispiel durch Bewegung aus, besitzt du ein deutlich stärkeres Immunsystem, im Gegensatz zu Menschen, die den Stressabbau für überflüssig halten. Die Folge ist eine reduzierte Anfälligkeit gegenüber Krankheiten und du fühlst dich körperlich und geistig bedeutend wohler.

Um mit Stress besser fertig zu werden, gibt es verschiedene Möglichkeiten. Dazu gehört zum Beispiel das Achtsamkeitstraining oder auch »Mindfulness-Based Stress Reduction« (MBSR). Es stammt vom Molekularbiologen Jon Kabat-Zinn und seine Wirksamkeit ist wissenschaftlich belegt.

Die Methode war von Anfang an sehr erfolgreich. Kabat-Zinn entwickelte es Ende der 1970er-Jahre, mit dem Ziel, Schmerzpatienten ihren Dauerschmerz zu erleichtern. Bei uns wird es erst seit den 2000er-Jahren angeboten.

Damit lernen Patienten, ihre volle Aufmerksamkeit auf den aktuellen Moment zu lenken und dabei ihre Gedanken, Körperempfindungen und Sinneseindrücke zu beobachten, ohne sie zu bewerten. Damit entwickeln sie mehr Akzeptanz und Beschwerden werden als weniger quälend empfunden. Die Methode war lange nicht anerkannt. Erst die sogenannten bildgebenden Verfahren, wie die Magnetresonanztomografie (MRT), lieferten vor einigen Jahren den Beweis, dass es hilft.

Es stellte sich heraus, dass regelmäßiges achtsames Meditieren das Gehirn verändert. Das bedeutet, dass der sogenannte Mandelkern schrumpft – hier sitzt unser Angstzentrum. Der Hippocampus nimmt zu – er ist für Gedächtnisfunktionen zuständig.

Dazu kommt, dass die Gehirnsubstanz, die unsere Aufmerksamkeit steuert, schon nach relativ kurzer Zeit des Meditierens wachsen kann. Zusätzlich entdeckten Forscher im sogenannten orbifrontalen Kortex von Meditierenden mehr graue Zellen. Dort soll verarbeitet werden, wie Menschen Situationen beurteilen und emotional auf sie reagieren.

Sogar die Zusammensetzung unseres Blutes beeinflusst das Praktizieren von Achtsamkeit! Der Mediziner Tobias Esch von der Hochschule Coburg konnte zeigen, dass sich mit der sogenannten Benson-Meditation Hormonspiegel im Blut verändern und so den Stress reduzieren.

Inzwischen wird die Achtsamkeitsmeditation von vielen Krankenkassen anerkannt und sie zahlen einen Zuschuss zu MBSR-Kursen. Wer an der Achtsamkeitsmeditation im Rahmen einer Psychotherapie teilnehmen will, kann sich einen Verhaltenstherapeuten suchen, der mit dieser Methode arbeitet. Für Verhaltenstherapien werden in der Regel die Kosten von den Kassen übernommen.

Von der Achtsamkeitsmeditation, die kontinuierlich angewendet wird, können auch völlig gesunde Menschen profitieren. Die Teilnehmer werden wacher und aufmerksamer, können besser mit Stress umgehen, ihr Immunsystem wird gestärkt und sie werden wohlwollender – mit sich selbst und auch anderen gegenüber. Das Ergebnis ist mehr Lebensfreude und Zufriedenheit.

Mehr dazu findest du in meinem Buch über Autoimmunerkrankungen. An Volkshochschulen werden Kurse dazu angeboten und Krankenkassen erklären Näheres dazu (z. B. *www.aok.de/pk/magazin/wohlbefinden/achtsamkeit/*).

X.

Sich das Leben versüßen? Ja, aber besser nicht mit Zucker

Die Daten dieses Kapitels stammen aus meinem ersten Diabetes-Buch: «»Diabetes Ich helfe mir selbst«, (s. Anhang, Quellen und Buchtipps). Wenn du Näheres zu den folgenden Daten wissen willst, kannst du sie dort nachlesen.

Zucker all over ...!

Der Sender »Arte« brachte bereits wiederholt den Dokumentarfilm »Die große Zuckerlüge« (s. Quellen, Arte). Dort konntest du erfahren, wie die Zuckerindustrie ihr – nicht unbedingt gesundheitsfreundliches Produkt – an den Mann bzw. die Frau bringt. Diese Fakten zu kennen, ist für (Prä-) Diabetiker ungeheuer wichtig, um nicht auf die Taktiken der Industrie hereinzufallen. So wurde Zucker berechtigterweise als »Breitbandkrankmacher« bezeichnet.

Die Anzahl Übergewichtiger hat sich in den letzten 30 Jahren weltweit verdoppelt und die Zahl der Diabeteskranken hat sich auf 347 Millionen verdreifacht. In den USA gibt es 56 verschiedene Bezeichnungen für Zucker – bei uns sind es sicherlich nicht weniger. Ob Rüben-, Rohr- oder Fruchtzucker, Saccharose, Sucrose, Ahornsirup – der Fantasie sind nahezu keine Grenzen gesetzt. Dies sind alles Begriffe, die es uns schwer machen zu erkennen, wie viel Zucker wir zu uns nehmen, wenn wir das jeweilige Lebensmittel essen.

Die amerikanische Herzgesellschaft empfiehlt nur 6 bis 9 TL Zucker pro Tag zu essen, die WHO ist etwas großzügiger: Sie rät zu maximal 12 TL pro Tag. Das entspricht einer Höchstmenge von 25 g Zucker oder etwa 7 Zuckerwürfeln. Die Realität sieht etwas anders aus: bei uns sind es viermal so viel, rund 100 g.

Nimmst du nur ein mit Zucker gesüßtes Erfrischungsgetränk pro Tag zu dir, erhöht dies das Diabetesrisiko um 29% – unabhängig vom Körpergewicht, sonstigen Kalorien und Ernährung! Es ist davon auszugehen, dass Ernährungs- und gewichtsbedinge Krankheiten – wie eben Diabetes Typ 2 – das Gesundheitswesen lahmlegen. Das befürchten viele Experten! Die Aufwendungen für Typ-2-Diabetes sind jetzt schon astronomisch, sodass das heutige Niveau des Gesundheitssystems nicht aufrechterhalten werden kann – wie du an den ständigen Fernsehdebatten über dieses Thema sehen kannst.

Bereits 1964 gab es in den USA Studien, die zeigten, dass Zucker der Gesundheit schadet und mitverantwortlich ist für Herz-Kreislauferkrankungen und Diabetes. Doch ein Zucker-Lobbyist bezahlte 50.000 US-Dollar an zwei renommierte Ernährungsforscher der Universität Harvard. Für das Geld sollten sie Studien zu einer Metastudie zusammenfassen und im Sinne der Zuckerindustrie neu interpretieren: Nicht Zucker, sondern Fett sei das Problem. Diesen Wissenschaftsskandal deckten zwei US-Forscher anhand von Gesprächsprotokollen auf. Sicherlich: Gesättigte Fettsäuren und tierische Fette sind alles andere als gesund, vor allem wenn man zu viel davon isst und zunimmt. Es geht jedoch nicht nur um Übergewicht, das betrifft 30% der Bevölkerung. 40% der Normalgewichtigen haben jedoch ebenfalls Stoffwechselprobleme und auch sie bekommen Typ-2-Diabetes, Herzkrankheiten und Krebs. Zucker verführt außerdem dazu, mehr Zucker zu essen.

In dem Film wurde die Zuckerindustrie mit der Tabakindustrie verglichen. Man erfuhr, dass die Taktiken der beiden identisch sind. »26% aller heutigen Diabetesfälle in den USA lassen sich auf Zucker und nichts anderes zurückführen«, erfuhr man. 2015 hatte jeder elfte US-Amerikaner Diabetes, weltweit jeder Zwölfte. In der »Zuckerlüge« schätzte man, dass die Todesfälle durch Diabetes weltweit in den nächsten 10 Jahren um über 50% steigen werden.

Japan ist hier vorbildlich. Aufgrund explodierender Kosten des öffentlichen Gesundheitswesens durch Stoffwechselkrankheiten wurde ein radikales neues Gesetz erlassen, das »Metabo-Gesetz« genannt wird. Städte, Dörfer und sogar Unternehmen bieten Gesundheitschecks an. Derartige Kampagnen hatten dort großen Erfolg. Als Beispiel kann der Salzkonsum dienen: In den 60er-Jahren waren in Japan Schlaganfälle und Gefäßerkrankungen weit verbreitet. Daraufhin initiierte die Regierung Gesundheitskampagnen. Das Ergebnis: Der Salzkonsum ging zurück, die Gefäßerkrankungen auch.

Nun versucht man dasselbe mit den Stoffwechselkrankheiten. Nicht umsonst hat Japan vor Jahrzehnten bereits Stevia als Süßungsmittel erlaubt, während künstliche Süßstoffe verboten sind. Was war das für ein Kampf bei uns, bis Stevia endlich zugelassen wurde!

Leider kann man den Zuckerkonsum oft nicht mit zusätzlicher Bewegung wieder gutmachen: Ein kleiner Schokoriegel macht einen Acht-Kilometer-Lauf zunichte!

Steigen Jugendliche von Fast Food auf eine gesunde Ernährung um, verschwinden ihre Stoffwechselstörungen, sie nehmen ab, schneiden in der Schule besser ab, ihr ganzes Leben ändert sich.

Eine bestimmte Zuckermenge gehört zum Leben. Jedoch sollten wir der Süße nicht mehr als nötig ausgesetzt sein! Vorsicht aber auch beim Entwöhnen von Zucker! Langsam und schrittweise immer weniger Zucker – das funktioniert am besten!

Der Zuckerstoffwechsel – was passiert da?

Alle Kohlenhydrate, die unsere wichtigen Energiespender sind, werden im Körper mit Hilfe von Enzymen (s. Anhang, Lexikon) zu sogenannten Einfachzuckern (z. B. Glukose = Traubenzucker oder Fruktose = Fruchtzucker) abgebaut und gelangen in dieser Form ins Blut. Wie schnell das geschieht, hängt von der »Verpackung« der Kohlenhydrate ab, d. h. sind sie z. B. mit einem hohen Anteil an Ballaststoffen verbunden oder nicht.

Der Nachteil von Zuckern, die den Blutzucker schnell und hoch ansteigen lassen, ist u. a. die überschießende Insulinreaktion. Je mehr Zucker ins Blut gelangt, umso mehr Insulin wird ausgeschüttet. Dadurch wird der Zucker in die Zellen aufgenommen. Irgendwann ist die gesamte Süßigkeit in den Körperzellen. Dann meint dein Körper, wieder Zucker zu benötigen, und du bekommst Hunger, obwohl im Grunde keine Basis dafür vorhanden ist.

Steigt dagegen der Blutzucker nur langsam an – und bleibt über einen gewissen Zeitraum in dieser Höhe – tritt dieser Effekt nicht auf, und du bekommst keine erneute Hungerattacke. Die bereits erwähnten Einfachzucker, wie man sie z. B. in Limonade findet, lassen den Blutzucker und folglich Insulin sehr schnell ansteigen. Dasselbe gilt für reine Stärke, wie sie z. B. in Kartoffelbrei vorzufinden ist. Dagegen führt die Kombination Zucker/Fett zu einem langsameren Anstieg des Blutzuckers, weil das Fett die Entleerung des Magens verzögert und damit die Verdauung bremst – genauso wie dies durch die Ballaststoffe geschieht, die man zum Beispiel in Vollkornbrot findet, das lange satt hält.

Ein verringertes Risiko für Herz-Kreislauf-Erkrankungen hat man in zwei großen Studien (»Nurses`Health Study« und »Iowa Women` Health Study«) festgestellt, wenn man moderat Vollkorn verzehrte. Wurden 3 Portionen pro Tag gegessen, wurden im Vergleich zur Kontrollgruppe, die sehr wenig Vollkorn verzehrte, ein um 25 bis 30% verringertes Risiko von Herzinfarkt und Schlaganfall sowie für die Entstehung von Typ-2-Diabetes (um 31 bis 42%) festgestellt. Eine Erklärung dafür sind reduzierte Blutcholesterinwerte und die verbesserte Insulinempfindlichkeit bei erhöhtem Vollkornverzehr.

Die verschiedenen Zucker

Unsere Grundnährstoffe sind Eiweiß, Fett und Kohlenhydrate. Letztere bestehen aus einer unterschiedlichen Anzahl und Art von Zuckerbausteinen (Saccharide), weshalb man Kohlenhydrate auch als »Zuckerbausteine« bezeichnet.

Kohlenhydrate gehören mit zu den Hauptnährstoffen in der menschlichen Ernährung und kommen vor allem in pflanzlichen Lebensmitteln vor. Sie liefern schnell verfügbare Energie und dienen als Lieferant von Kohlenstoff für die Bildung wichtiger Stoffwechselprodukte.

Für Diabetiker sind Kohlenhydrate weder gut noch schlecht. Sie müssen nur wissen, welche davon ihren Blutzucker allzu sehr in die Höhe treiben und in welchen viele Kalorien enthalten sind, wenn sie übergewichtig sind.

Saccharide bzw. Kohlenhydrate werden nach der Anzahl ihrer Zuckerbausteine in folgende vier Gruppen eingeteilt:

Einfachzucker (Monosaccharide)

Einfachzucker sind die einfachsten Zucker und bestehen aus nur einer Zuckereinheit, also Kohlenhydrateinheit (die Vorsilbe »Mono« bedeutet »ein«).

Zu den Einfachzuckern gehören Traubenzucker (Glukose), Fruchtzucker (Fruktose) und der sogenannte Schleimzucker (Galaktose). Sie sind die Bausteine der Zwei- und Mehrfachzucker.

Die Aufnahme von Glukose und Galaktose durch die Darmschleimhaut benötigt Energie, dagegen kann Fruktose einfach hindurchgehen und so ins Blut gelangen. Die Aufnahme der Zucker in Form der Einfachzucker erhöht vorübergehend den Blutzuckerspiegel. Besonders schnell werden Glukose und Galaktose aufgenommen, weniger schnell die Fruktose. Entsprechend steigt der Blutzuckerspiegel nach glukose- und galaktosereichen Mahlzeiten schnell an, nach der Aufnahme von Fruktose hingegen langsamer. Der Blutzuckerspiegel kehrt auf sein Ausgangsniveau zurück, sobald die Körperzellen Glukose aufgenommen haben.

Mit Hilfe von Glukose oder Traubenzucker wird in unserem Körper Energie gewonnen. Er ist auch die erste Energiequelle für unsere Hirn- und Muskelfunktion. Der Zucker ist so wichtig, dass er sogar aus anderen Stoffen, wie z. B. Eiweißbausteinen (Aminosäuren) hergestellt wird, wenn er für den Körper nicht verfügbar ist.

Glukose findet man als Bestandteil der Saccharose in Früchten und Honig sowie in Zuckerrüben und Zuckerrohr, als Teil von Milchzucker, Malzzucker sowie Mehrfachzuckern wie der Stärke.

Fruktose (Fruchtzucker) findet man völlig natürlich in Früchten und Honig, allerdings in Begleitung anderer Zuckerarten. Sie entspricht zwischen 42 und 55% des Zuckers in Bananen, Orangen und Trauben, 48% des Zuckers in Honig und 56 bis 65% in Äpfeln, Beeren und Wassermelone.

Der sogenannte Schleimzucker (Galaktose) kommt als Milchzucker (chemisch mit Glukose verbunden) vor allem in Milch und Milchprodukten vor, auch in unserer Muttermilch. Er wird vom Organismus zur Energiegewinnung für die Zellen genutzt, da er in Glukose umgewandelt werden kann. Man findet ihn außerdem im Nervengewebe und in vom Körper gebildeten Schleimstoffen. Auch in galaktosehaltigen Mehrfachzuckern kommt er vor.

Zweifachzucker (Disaccharide)

Zweifachzucker bestehen aus zwei Monosaccharideinheiten, also zwei Kohlenhydrateinheiten, die durch eine chemische Bindung verschmolzen sind. Die wichtigsten davon sind Saccharose (unser Haushaltszucker, unter anderen auch als Kristallzucker, Sucrose, Invertzucker, Raffinadezucker oder raffinierter Zucker bezeichnet), Maltose (Malzzucker) und Milchzucker (Laktose).

Saccharose besteht aus je einem Zuckerbestandteil Glukose und Fruktose. Sie kommt ganz natürlich in Früchten, Pflanzensäften und im Honig vor und wird aus Zuckerrüben, Zuckerrohr (deshalb Rohr- oder Rübenzucker) sowie in geringem Umfang auch aus einigen anderen Pflanzen, z. B. Zuckerahorn und Zuckerpalme, gewonnen. Sie wird überwiegend als weißer Zucker im Haushalt verwendet, daher auch die Bezeichnung »Haushaltszucker«. Im Laufe der Verdauung wird Saccharose in ihre Bestandteile Glukose und Fruktose gespalten.

Zucker enthält keinerlei Vitamine, Mineralstoffe und Spurenelemente. Daher bezeichnet man seine enthaltene Energie (4 kcal/g) auch als »leere Kalorien«.

Unter Zucker versteht man im weiteren Sinne die kristallinen, wasserlöslichen und süß schmeckenden Kohlenhydrate aus den Reihen der Einfach- und Zweifachzucker. Im engeren Sinne meint man damit Saccharose.

Der Milchzucker (Laktose) besteht aus je einem Bestandteil Traubenzucker (Glukose) und Schleimzucker (Galaktose). Im Darm wird der Milchzucker von dem Enzym Laktase in seine Bestandteile gespalten, damit er vom Körper aufgenommen werden kann.

Der sogenannte Malzzucker oder Maltose besteht aus zwei miteinander verbundenen Glukosebestandteilen. Er ist in Honig, Brot, der Maische von Bier und Branntwein, Stärkesirup und im Malzextrakt enthalten und wird industriell aus gekeimter Gerste gewonnen. Der Zweifachzucker kommt in der Natur nicht in freier Form vor. Er entsteht bei der Verdauung beim enzymatischen Abbau von Stärke.

Mehrfachzucker und Vielfachzucker

Oligosaccharide (Oligosaccharide: Tri- oder Tetrasaccharide) sind eine Gruppe von Zuckern, die aus drei bis neun Einfachzuckerbausteinen zusammengesetzt sind. Dreifachzucker sind z. B. im Honig enthalten. Andere Oligosaccharide findet man reichlich in Gemüse. Sie werden von den üblichen Verdauungsenzymen nicht abgebaut. Je länger die Zuckerketten werden, desto weniger süß schmecken sie.

Vielfachzucker (Polysaccharide) bestehen aus mehr als 10 Zuckerbausteinen. Dazu gehören neben der Stärke ihre Bruchstücke, die Dextrine und Glykogen (Speicherzucker = Speicherform des Traubenzuckers) sowie viele Ballaststoffe.

Polysaccharide sind die längste Zuckerart. Es sind alles Vielfachzucker, die aus bis zu 500 Einfachzucker-Einheiten zusammengesetzt sein können – geradlinig oder verzweigt. Derart hintereinander aufgereiht, schmecken sie nicht mehr süß.

Unser Körper legt diesen platzsparenden, verzweigten Vielfachzucker an, wenn zu viel Zucker im Blut ist und deponiert ihn in Leber- und Muskelzellen.

Pflanzliche Fasern sind reich an Polysacchariden. Sogenannte »komplexe Kohlenhydrate« enthalten unlösliche (Zellulose) und lösliche Fasern (Pektin, Gummi). Im Allgemeinen benötigen Fasern, die komplexe Kohlenhydrate enthalten, mehrere Stunden, um im Körper zerkleinert werden zu können. Dadurch haben sie einen geringen Einfluss auf den Blutzuckerspiegel, im Gegensatz zu den einfachen Kohlenhydraten wie Saccharose, die schnell aufgenommen werden.

Die Kohlenhydrateinheit (KHE, KE)

Um den Blutzuckerspiegel günstig beeinflussen zu können, hat man die »Kohlenhydrateinheit« (KHE) erfunden, denn damit können auch Menschen die Ernährung bestimmen, die nicht Lebensmittelchemie oder Ökotrophologie studiert haben. Wichtig ist diese Einheit nur für Personen, die Insulin spritzen müssen. Mit ihrer Hilfe kann man die gegessenen Kohlenhydrate dem Insulinbedarf anpassen. 1 KHE entspricht etwa 10 g Kohlenhydraten.

Beispiele für eine Kohlenhydrateinheit sind: eine halbe Scheibe Mischbrot, ein halbes Brötchen, ein kleiner Apfel, eine halbe Banane, eine kleine Kartoffel oder eine mittelgroße Orange.

Auch die Bezeichnung Broteinheit (BE) wird manchmal noch verwendet. Eine Broteinheit entspricht 12 g Kohlenhydraten, ohne eine Aussage darüber zu machen, wie gut sie verstoffwechselt werden. International nutzt man in der Regel die KHE.

Was Diabetiker oft hören

Als Diabetikerin oder Diabetiker hörst du vielleicht auch den Begriff *»Glykämischer Index« (GI).* Mit dieser Zahl kannst du in etwa vorhersagen, ob der Blutzucker mit dem einen oder anderen verzehrten Lebensmittel schnell oder langsam ansteigen wird. Je niedriger der Index, desto langsamer steigt der Blutzuckerspiegel an.

Um den Wert zu ermitteln, nimmt eine Versuchsperson 50 Gramm eines kohlenhydrathaltigen Testprodukts zu sich. Dann misst man den Blutzuckerspiegel. Verglichen wird mit 50 g reinem Traubenzucker (= 100%).

Man kann den GI nicht als absolute Aussage ansehen, er zeigt nur eine Tendenz des jeweiligen Lebensmittels, den Blutzuckeranstieg zu fördern. Relativ deshalb, da der Blutzuckerspiegel auch davon abhängt in welcher »Verkleidung« das Lebensmittel aufgenommen wird. Er ist anders, wenn er in Fett oder Ballaststoffe eingebunden ist.

Schnell ins Blut – daher hoher GI – gehen daher z. B. Trauben- und Haushaltszucker, Honig, Gummibärchen und andere Süßigkeiten, gesüßte Limonaden, Cola, Fruchtsäfte, Wassereis. Eher langsam ins Blut gehen Vollkornbrot, -reis und -nudeln, Mais, Kartoffeln und -produkte, Pommes, Klöße bzw. Knödel, Gemüse, Salat und Obst, Milch, -produkte und -eis, Plätzchen, Mürbeteig und Hefekuchen. Gemüse, Pilze und Salat, Gurken, Tomaten etc. zählen gar nicht zur Kohlenhydrataufnahme, denn sie enthalten viel Wasser, Ballaststoffe und kein Fett – Ausnahme: Avocado und Oliven.

Ein Zuckerverbot gibt es für Diabetiker nicht mehr, aber dennoch sollte bei 10% der gesamten Kalorienaufnahme Schluss sein: Das bedeutet bei 2000 kcal Energieaufnahme 50 g Zucker. Dies sollte darüber hinaus »verpackter« Zucker sein, das heißt Zucker in Obstkuchen, Eis und Schokolade, jedoch keine gesüßten Getränke.

Wie oft solltest du essen? Wurde vor einiger Zeit noch zu 5 Mahlzeiten am Tag geraten, so ist man inzwischen dazu übergegangen, nur noch 3 Mahlzeiten pro Tag zu empfehlen, um die Bauchspeicheldrüse auch mal zur Ruhe kommen zu lassen. Es zeigte sich, dass häufiges Essen weder dem Körpergewicht noch der Blutzuckereinstellung nützt. Man weiß inzwischen, dass du zwischendurch nicht nascht, wenn du dich zu den festgesetzten Zeiten satt isst.

Prof. Dr. Andreas Michalsen (Chefarzt der Abteilung Naturheilkunde im Immanuel Krankenhaus Berlin) rät Diabetikern sogar nur zu 2 Mahlzeiten täglich. Das ist für viele kaum durchzuhalten, dann besser maximal 3 Hauptmahlzeiten und keine Zwischenmahlzeiten.

Vorsicht: Diabetes selbst gemacht!

Die Deutsche Diabetes-Gesellschaft (DDG) warnt vor den Auswirkungen von Zucker. So wirft die Gesellschaft dem Industrieverband »Wirtschaftliche Vereinigung Zucker e.V.« vor, die negativen Auswirkungen von überhöhtem Zuckerkonsum gezielt zu verharmlosen. Man könne Zucker nicht wie Honig als Naturprodukt bezeichnen. Man stellt Zucker zwar aus dem Saft des Zuckerrohrs oder der Zuckerrübe her, jedoch durchläuft die Süße so vielfältige chemische Prozesse, dass nahezu sämtliche natürlichen Stoffe der Pflanze entfernt werden. Die DDG macht den stark gewachsenen Zuckerkonsum auch für den Anstieg von Zivilisationskrankheiten wie Diabetes Typ 2, Adipositas und Krebs mitverantwortlich.

Baptist Gallwitz, der Präsident der DDG, weist darauf hin: »Zucker trägt nachweislich zur hohen Energiedichte der heutigen industriell hergestellten Lebensmittel bei. Das führt dazu, dass die Menschen deutlich mehr essen als sie sollten.«

Dazu kommt, dass man die Schuld am Übergewicht auf den Verbraucher schiebt, der die künstlich energiereich gemachten Lebensmittel isst, ohne zu wissen, was er sich antut. Süße Lebensmittel regen darüber hinaus den Appetit an.

So ganz fair scheint die Zuckerindustrie nicht zu sein, ist doch das Bundeskartellamt der Überzeugung, dass die Zuckerindustrie jahrelang Gebiete, Quoten und Preise abgesprochen hat. Dafür gab es sogar ein Bußgeld in Höhe von 280 Millionen Euro. Danach haben Verbraucher und Industrie jahrelang zu viel für Zucker bezahlt. Dr. Dietrich Garlichs, der Geschäftsführer der DDG, meint dann auch zu den Praktiken der Zuckerindustrie: »Eine vergleichbare Verharmlosungsstrategie hat jahrzehntelang die Tabakindustrie versucht.« Dem ist nichts mehr hinzuzufügen.

Süßstoffe und Zuckeraustauschstoffe – worin besteht der Unterschied?

Süßstoffe sind künstliche oder natürliche Ersatzstoffe für Zucker mit einer nahezu unglaublichen Süße. Cyclamat hat nur eine schwache Süßkraft von 30, Neotam ist unvorstellbare 13.000-mal süßer als unser Haushaltszucker. Süßstoffe können daher in sehr kleinen Mengen (Milligrammbereich) in Lebensmitteln eingesetzt werden. Man stellt sie chemisch her, isoliert sie aus Pflanzen oder Mikroorganismen.

Süßstoffe gehören zu den Lebensmittelzusatzstoffen. Sie werden vom Körper völlig oder weitgehend unverändert ausgeschieden. Mit Ausnahme von Aspartam können sie über längere Zeit gelagert werden, ohne dass sie verderben oder ihre Süßkraft einbüßen. Abgesehen von Aspartam und Thaumatin können sie auch gut erhitzt werden. Enthält ein Lebensmittel Süßstoffe, muss in der Kennzeichnung darauf hingewiesen werden. Ein Nachteil ist ihr charakteristischer Nach- oder Beigeschmack, der ihren Einsatz einschränkt.

Vorsichtshalber haben die WHO und andere Gremien Höchstwerte für ihre Tageszufuhr festgelegt, die nicht überschritten werden sollten. Die Verbraucherzentrale ist der Ansicht, dass folgende Süßstoffe für Kinder nicht zu empfehlen sind: Acesulfam K, Aspartam, Cyclamat, Saccharin und Neohesperidin DC. Bei allen künstlichen Süßstoffen, aber auch bei dem natürlichen Thaumatin, rät sie vom häufigen Verzehr bzw. vom Verzehr größerer Mengen ab.

Der Nachteil von Süßstoffen ist, dass sie keine Masse haben, »Körper«, wie die Lebensmitteltechnologen sagen. Deshalb werden künstlich gesüßte Nahrungsmittel sowie Süßstoffe für den Hausgebrauch mit Füllmaterialien auf Volumen gebracht. Dazu dienen oft Zuckeraustauschstoffe oder Abbauprodukte der Stärke. Dann kommen zwar einige Kalorien hinzu, aber nur wenige, aufgrund der hohen Süßkraft der Mischung. Sucralose etwa eignet sich in reiner Form nicht zum Gebrauch im Haushalt. Deshalb streckt man sie in Nordamerika mit Traubenzucker oder Maltodextrin. Dann kann man sie wie Zucker zum Kochen und Backen verwenden, mit einem Zehntel der Kalorien. Sogar Light-Getränke enthalten derart süße Füllstoffe, weil ihnen sonst das »Mundgefühl« fehlt, der richtige Sinneseindruck des Getränks in der Mundhöhle. Hier ist Zucker einfach im Vorteil: Er hat Textur, Geschmack und kann gut verarbeitet werden. Wenn nur die Nachteile nicht wären…

Zuckeraustauschstoffe sind ganz anders als Süßstoffe. Sie sind in der Regel etwas weniger süß als Zucker. Das erklärt auch, warum ihnen öfters Süßstoffe zugesetzt sind (zum Beispiel Sorbit mit Saccharin). Ihr Kaloriengehalt ist geringer (2,4 anstelle von 4 kcal pro Gramm) als der von Zucker und Beide verarbeitet der Körper unter Umgehung des Hormons Insulin. Sie können nicht oder nur teilweise verdaut werden. Deshalb eignen sie sich für Diabetiker, müssen jedoch im Gegensatz zu den meisten Süßstoffen mit in die Brennwertberechnung einbezogen werden. Sie dürfen in »benötigten Mengen« (»quantum satis«, qs) zugegeben werden und nur in Tafelsüßen sowie bestimmten Lebensmitteln.

Zuckeraustauschstoffe sind wie Zucker Kohlenhydrate. Fruchtzucker zählt man ebenso dazu wie die Zuckeralkohole (Polyole) Sorbit, Xylit, Mannit, Maltit, Laktit, Erythrit und Isomalt sowie Polydextrose. Sie enthalten auch keinen Alkohol im eigentlichen Sinne (man wird durch sie nicht betrunken), ähneln einigen Mono- oder Disacchariden, nur – in der Sprache der Chemie – eine Alkoholgruppe wurde angefügt anstelle eines sogenannten Aldehyds.

Ob sie gesundheitsschädigend sind oder nicht, konnte man anhand von Tierversuchen nur schwer erkennen. So ist ungeklärt, ob sie nun wie von Xylit, Sorbit und Laktit befürchtet, Nebennierenmarktumore auslösen oder nicht. Glaubt man den Autoren der »Joghurtlüge« (s. Anhang, Quellen, Vollborn), so ist ihre Verwendung generell nicht unumstritten. So wisse man mittlerweile, dass z. B. Sorbit und Xylit, abhängig von der täglich aufgenommenen Dosis, Triglyceride im Blut erhöhen können. Das sind Blutfette, die als mit Schuld an Herz-Kreislauferkrankungen gelten.

Die meisten Zuckeraustauschstoffe können Blähungen und Durchfall verursachen. Der Grund dafür ist, dass sie nur verzögert ins Blut aufgenommen werden und daher auch die unteren Dünndarmabschnitte bzw. den Dickdarm erreichen können. Dort ziehen sie Wasser an, vergrößern dadurch das Volumen des Darminhalts und regen die Darmtätigkeit an. Gerade wenn du den jeweiligen Zuckeraustauschstoff nicht gewöhnt bist, bekommst du Verdauungsbeschwerden. Deshalb führte man Toleranzwerte ein, die angeben, welche Menge an Zuckeralkoholen auch Erwachsene, die nicht daran gewöhnt sind, aufnehmen dürfen. Diese Menge sollte möglichst nicht auf einmal, sondern nur über den ganzen Tag verteilt gegessen werden. Bei regelmäßigem Verzehr gewöhnt man sich daran. Werden Zuckeralkohole in Mengen von mehr als zehn Prozent des Lebensmittels beigegeben, müssen sie dennoch mit dem Hinweis versehen werden: »kann bei übermäßigem Verzehr abführend wirken«. Aufgrund dieser Wirkung dürfen sie auch nicht in Getränken enthalten sein, Säuglings- und Kleinkindernahrung ist ebenso tabu. Die Verbraucherzentrale rät bei Maltit, Laktit und Xylit für Kinder generell ab, bei allen (Erythrit wurde noch nicht bewertet) vom häufigen Verzehr oder größeren Mengen auch bei Erwachsenen.

Berücksichtigst du die »Toleranzgrenzen«, können sie im Haushalt genauso wie Zucker verwendet werden. Viele von ihnen haben einen weiteren Effekt: Sie kühlen im Mund, da Energie benötigt wird, um die Zuckeralkohol-Kristalle im Mund zu lösen. Einen derartigen Effekt findet man bei Erythrit, Mannit und Sorbit, ein wenig auch bei Maltit und Isomalt. Xylit kühlt am stärksten, das bedeutet, es ist ideal für Bonbons mit Minzgeschmack.

Zuckeralkohol (Zuckeraustauschstoff)	Süßkraft*	Toleranzwert	Kariogenität*	Herkunft	Kalorien pro Gramm (Zucker hat 4)
Sorbit (E 420)	0,5 - 0,6	40 - 50 g	vermindert	Stärke	2,6
Xylit (E 967)	1,0	30 - 50 g	keine	Xylose	2,4
Mannit (E 421)	0,3 - 0,7	10 g	vermindert	Glukose, Glukosesirup, Kelp (Algen)	1,6
Isomalt (E 953)	0,5 - 0,6	30 g	vermindert	Saccharose	1,6
Maltit (E 965)	0,7 - 1,0	30 - 50 g	vermindert	Stärke	2,1
Lactit (E 966)	0,4	40 g	vermindert	Milchzucker	2
Erythrit (E 968)	0,6-0,8	60 - 80 g	keine	Stärke	0,2

Tabelle Zuckeraustauschstoffe (*im Vergleich zu Haushaltszucker (Saccharose))

Trotz der möglichen Verdauungsbeschwerden dürfen Zuckeralkohole ohne Mengenbegrenzung bestimmten industriell gefertigten Lebensmitteln zugesetzt werden, z. B. Desserts, Frühstückserzeugnissen, Speiseeis, Konfitüren, Obstzubereitungen, Süßwaren, Soßen, Senf, feinen Backwaren sowie diätetischen Lebensmitteln. Man geht offensichtlich davon aus, dass die Toleranzmengen damit – auch den ganzen Tag über – nicht erreicht werden können. Am häufigsten wird Sorbit eingesetzt. Es gibt die Zuckeraustauschstoffe auch als Pulver für den Gebrauch im Haushalt.

Künstliche Süßstoffe und ihre Probleme

Heutzutage verwenden weltweit rund 800 Millionen Menschen täglich Süßstoffe. Ihre chemische Vielfalt macht sie allerdings verdächtig: Weiß man denn wirklich, was sie im Körper anrichten? Gelangen sie tatsächlich unangetastet durch den Körper hindurch?

Warnungen finden sich überall. Aspartam soll bei Ratten Leukämie und andere Krebsarten auslösen. Auch Sucralose – in Kanada schon seit 1991 und in den USA seit 1998 zugelassen – gelangt bis zu einem Drittel der eingenommenen Menge in den Stoffwechsel. Ob sie dort Krebs auslöst oder völlig unbedenklich ist? Gegner befürchten das Schlimmste. Alle Untersuchungen, die dem Produkt Unbedenklichkeit bescheinigten, seien vom Hersteller bezahlt worden.

Das kennen wir jedoch auch anderswoher: Wie in der Pharmabranche testen die Nahrungsmittelproduzenten ein Produkt, das sie verkaufen wollen, selbst. Soweit man weiß, prüfen die zuständigen Gremien der Weltgesundheitsorganisation, der EU und der USA alle vorliegenden Daten sehr genau, bevor sie einen neuen Süßstoff zulassen. Da verwundert es nicht, dass oft zwanzig Jahre von der Entdeckung bis zur Zulassung vergehen. Fütterungsversuche an Ratten, Tests auf gesundheitsschädliche Wirkung und die Untersuchung möglicher Erbgutveränderungen gehören dazu. Anhand der Ergebnisse legen die Experten fest, welche Menge einer Substanz gerade noch ohne unerwünschte Nebenwirkungen bleibt. Das Ergebnis ist die empfohlene maximale tägliche Verzehrmenge, der sogenannte ADI-Wert (s. Anhang, Lexikon). Auch wenn neue Studien zu anderslautenden Ergebnissen kommen, werden diese überprüft und das Verfahren eventuell neu aufgerollt.

Was ob dieser vermeintlichen Sicherheit auffällt, ist, dass die Gesundheitsbehörden verschiedener Länder jeweils andere Substanzen als unbedenklich für ihre Bevölkerung einstufen. Man denke nur an Stevia. Cyclamat ist in Europa zugelassen, während es in den USA nicht verwendet werden darf, da sich im Darm einiger weniger Menschen Bakterien befinden, die den Süßstoff zum Teil in ein schwach gesundheitsschädliches Abbauprodukt umwandeln.

Das Bundesinstitut für Risikobewertung (BfR) hält den Einsatz der innerhalb der EU zugelassenen Süßstoffe für gesundheitlich unbedenklich, sofern die jeweiligen Höchstmengen nicht überschritten werden.

Für ungefährlich hält man Süßstoffe zwischen 5 mg/kg Körpergewicht, zum Beispiel für Saccharin, und 40 mg/kg Körpergewicht bei Aspartam.

Auch für Süßstoffe gilt wohl das, was Paracelsus schon wusste: Die Dosis macht das Gift. Man darf nicht vergessen, dass auch Zucker nicht gesund ist…

Selbstverständlich darf keine Firma ein Lebensmittel auf den Markt bringen, das Krebs erzeugt. Zweifel aber blieben, und das Misstrauen gegenüber künstlichen Süßstoffen besteht fort – ob nun berechtigt oder nicht. Besonders, da es über ihre Langzeitwirkung, vor allem der Kombinationen, bisher wenig gesicherte Erkenntnisse gibt. Nach Aussage der Deutschen Gesellschaft für Ernährung gibt es keine Hinweise auf ein erhöhtes Krebsrisiko durch die Verwendung von Süßstoffen. Nur eine Studie habe ein erhöhtes Risiko für Blasenkrebs bei hohem Süßstoffkonsum ergeben.

Vorsichtshalber sollten vor allem Säuglinge und Kinder keine Süßstoffe erhalten. Sie sind aufgrund ihres geringeren Körpergewichts und der höheren Stoffwechselaktivität einem größeren gesundheitlichen Risiko ausgesetzt und von gesundheitsschädlichen Substanzen weit mehr betroffen als Erwachsene. Generell sollten sie nicht an einen süßen Geschmack gewöhnt werden, sondern möglichst davon wegkommen.

Um Kalorien zu sparen, weichen viele auf Getränke aus, die mit künstlichen Süßstoffen gesüßt sind – sogenannte Light- und Zero-Produkte. Dass diese auch nicht unproblematisch sind, weiß man inzwischen. Ein Mann hatte reichlich Softdrinks mit dem als unbedenklich geltenden Süßstoff Aspartam getrunken. Er litt daraufhin an einem unangenehmen Juckreiz. Er recherchierte und fand heraus, dass der Süßstoff nicht nur Juckreiz auslöst, sondern auch Schlimmeres: Kopfschmerzen und Epilepsie. Auch ein erhöhtes Krebsrisiko soll damit verbunden sein.

Der künstliche Süßstoff Aspartam ist weit verbreitet, nicht nur in Getränken, auch in Süßigkeiten. Der Stoff ist seit langem umstritten und verlor in den USA sogar zeitweise die Zulassung. Laut unserem Bundesinstitut für Risikobewertung (BfR) ist er harmlos.

Man kann aber auch nicht ganz ausschließen, dass künstliche Süßstoffe einen Süßhunger auslösen, sodass du dir Zucker zusätzlich über andere Quellen zuführst.

Ganz allgemein gibt es Hinweise darauf, dass künstliche Süßstoffe den Appetit anregen können. Du hast also weiterhin den Bedarf nach süßen Lebensmitteln, auch wenn du versuchst, mit Süßstoffen vom Zucker wegzukommen.

Dazu kommt noch eine Vermutung der Wissenschaftler, dass künstliche Süßstoffe direkt auf den Körper einwirken und z. B. die Hormonausschüttung beeinflussen und darüber indirekt unseren Appetit. Auch die Zusammensetzung der Darmbakterien könnten sie verändern, sodass mehr Energie aus der Nahrung aufgenommen wird mit den Folgen einer Gewichtszunahme. Wenn sich das alles als wahr herausstellt, wären künstliche Süßstoffe plus Zucker für Abnehm-Willige eine besonders schlechte Kombination.

Warum sich also einem Risiko aussetzen, wenn es absolut harmlose Alternativen gibt?

Vorsicht »Zuckerfrei«!

Viele industriell verarbeitete Lebensmittel enthalten aus technischen oder geschmacklichen Gründen Zucker. So mancher Eulenspiegel deklariert das jeweilige Nahrungsmittel dennoch mit »ohne Zucker«, oder auch »zuckerfrei« bzw. »kristallzuckerfrei«. Doch Vorsicht! Das bedeutet nur »ohne Haushaltszucker«, also Saccharose. Das Lebensmittel kann also durchaus Traubenzucker, Fruchtzucker, Glukosesirup, Invertzucker, Maltodextrin, Malzextrakt (= Malzsirup), Malzzucker (= Maltose) und Milchzucker enthalten! Selbst Honig – also nahezu reinen Zucker – kannst du evtl. dort finden. Und nicht nur das: In manchen Lebensmitteln ist Zucker enthalten, ohne dass du eigentlich auf die Idee kommst, so z. B. in Tomatenketchup oder Konservengemüse. Sogar zu gefrorenen Früchtemischungen geben manche Hersteller Zucker!

Zucker ist auch häufig Ersatz für chemische Bindemittel oder Konservierungsstoffe – er schmeckt einfach so gut! In fettarmen Light-Produkten dient er deshalb direkt als

Geschmacksträger. Folgende Hinweise auf der Verpackung sollten dich alarmieren:

- Die Aufschrift »reduzierter Zuckergehalt« bedeutet, dass das Produkt 30% weniger Zucker enthält als ein vergleichbares Nahrungsmittel.
- Ein Hinweis auf viel Fruchtzucker sind folgende Angaben: »nur mit natürlicher Süße«, »ohne Zuckerzusatz« oder »100 Prozent Frucht«.
- Du kannst dich beim Einkauf an den Mengenangaben der Zutatenliste orientieren.

Aber auch dabei gibt es Tricks: Da Zucker so viele Namen hat, solltest du eines wissen: Hat ein Wort die Bezeichnung -ose am Ende, handelt es sich um Zucker: Fruktose, Glukose, Mannose, Dextrose... alles Zucker. Ein weiteres Erkennungszeichen ist das Wort »-sirup« – auch das ist Zucker! Wenn du wissen willst, wie viel Zucker das Lebensmittel tatsächlich enthält, achte auf die »Mehrwerttabelle«. So kann eine Fertigpizza zwischen 8,7 und 20 g Zucker enthalten: ein großer und wertvoller Unterschied!

Vermutlich fragst du dich, warum eine Pizza überhaupt Zucker enthält? Dafür gibt es mehrere Gründe:

- Die Hefe benötigt ein wenig Zucker, um gehen, also wachsen zu können.
- Salami benötigt den Zucker aus einem ähnlichen Grund: Die Bakterien, die sie bilden, benötigen die Süße ebenfalls.
- Enthält die Tomatensoße wenig aromatische Tomaten, wird das mit Zucker kaschiert.
- Der Rest und damit der größte Teil ist Geschmackssache.

In der Sendung Quarks (s. Anhang Quellen) wird empfohlen, die Pizza selbst zu backen. Das Rezept dazu findest du in Kapitel IV 7.). Zur Not auf den Begriff »zuckerarm« achten, das ist sicherer als zuckerfrei.

Fruchtzucker (Fruktose) ist gefährlich – warum?

»Fruchtzucker« klingt gut und völlig ungefährlich, aber er wird fast nur von der Leber verarbeitet. Trinkst du gesüßte Getränke, wird die Leber mit Fruchtzucker überschwemmt. Das Problem des Überkonsums gesüßter Getränke besteht vor allem in den USA, ist aber auch bei uns zunehmend der Fall, da vermehrt Fruktosesirup eingesetzt wird. Dann wird es der Leber zu viel und sie baut Fruchtzucker in Fett um. Als Folge steigt das Risiko einer Fettleber, Diabetes Typ 2 oder Herzkrankheiten. Süßgetränke trinken kannst du mit dem Stopfen von Gänsen vergleichen. Die als Delikatesse verspeiste Stopfleber ist schlichtweg eine schwer kranke Fettleber.

Aufpassen musst du auch bei Fruchtsäften. So enthält ein Glas Traubensaft 10,5 TL Zucker. Das ist, als würdest du ¼ Glas Ahornsirup trinken! Dabei darfst du dich nicht täuschen lassen: Fruchtzucker hat einen niedrigen glykämischen Index (GI). Das sagt jedoch nichts über seine Gefährlichkeit aus, denn Fruchtzucker ist siebenmal so schlimm wie Traubenzucker.

Für den Stoffwechsel von Fruktose ist kein Insulin erforderlich, deshalb ging man davon aus, dass er auch als Süßungsmittel für Diabetiker geeignet ist. Ein Teil davon wird jedoch vor allem in Leber und Nieren in Glukose (Traubenzucker) umgewandelt, sodass doch wieder Insulin benötigt wird. Gesünder ist dieser Einfachzucker auch nicht, da er dieselbe Kalorienmenge wie Glukose aufweist, ohne dabei wichtige Nährstoffe mitzuliefern.

Zudem wird – insbesondere in den USA – damit geworben, dass in dem jeweiligen Lebensmittel »kein Zucker«, also Saccharose, enthalten ist. Dort zeigte eine Studie mit Männern, die 5 Wochen lang eine fruktosereiche Ernährung erhielten, dass innerhalb kürzester Zeit die Werte an gesundheitsgefährdendem Cholesterin und Triglyceriden im Blut in die Höhe schnellten. Bei 32% lag der Wert über dem derjenigen, die sich normal ernährten. Auch eine Woche nach dem Ende der Studie sank er nicht ab. Dies geschah unabhängig davon, ob die Versuchsteilnehmer gesund oder zuckerkrank waren. Das bedeutet, dass Fruktose die Anreicherung von Körperfett begünstigt, Arteriosklerose fördert und folglich einen Schlaganfall begünstigt. Das gilt für Frauen allerdings nicht in diesem Ausmaß. Die Östrogene schützen sie in diesem Fall.

Generell scheint ein Zusammenhang zwischen Fruchtzuckeraufnahme und Übergewicht zu bestehen, der nicht auf einer vermehrten Kalorienaufnahme beruht, sondern auf einer Beeinflussung des Fett- und Kohlenhydratstoffwechsels. Der unglückselige Zucker wird vom Körper sehr viel schneller in Körperfett umgewandelt als Traubenzucker. Übermäßige Fruktosezufuhr bewirkt vor allem die bauchbetonte Fetteinlagerung. Diese steht gemeinsam mit Übergewicht in engem Zusammenhang mit Insulinresistenz. Beide sind damit Risikofaktoren für die Entwicklung eines Diabetes Typ 2.

Dazu kommt, dass rund ein Drittel der Bevölkerung Fruktose nur schlecht aufnehmen kann. Der nicht aufgenommene Zuckeranteil führt zu vermehrtem Bakterienwachstum im Darm. Dies wiederum regt das Immunsystem chronisch an und führt damit zusätzlich zu einer Unempfindlichkeit der Insulinrezeptoren.

Ein weiterer Nachteil von Fruktose scheint zu sein, dass ein hoher Verbrauch davon zur Unempfindlichkeit gegenüber Leptin führt. Dieses Hormon bewirkt ein Sättigungsgefühl. Kann es nicht mehr in dieser Form wirken, hast du ständig Appetit. Dass dies nicht figurfreundlich ist, versteht sich von selbst. Das bedeutet: Fruchtzucker ist definitiv kein guter Zuckerersatz, weder für Gesunde noch für Diabetiker. Da reine Fruktose für uns Verbraucher zudem nicht unbedingt billig ist, fällt es von dieser Seite her nicht schwer, auf ihn zu verzichten. Dennoch: Der weltweite Verbrauch an Fruktose hat zugenommen.

Der Fruchtzucker im Obst hat im Übrigen nicht diese unangenehmen Folgen. Seine Konzentration darin ist äußerst gering. So enthalten 100 g Zwetschgen nur 1,2 g davon, 100 g Birnen 6,8 g. Da ist im fruktosehaltigen Ketchup deutlich mehr der bedenklichen Süße enthalten. Dazu kommt, dass Fruktose in Obst nicht isoliert aufgenommen wird. So weiß man zum Beispiel, dass Glukose (Traubenzucker) die Fruktoseaufnahme begünstigt, da sie die Aktivität des Transporters anregt. Das erklärt auch, warum Zucker, der aus Fruktose und Glukose besteht, in der Regel problemloser aufgenommen wird als Fruchtzucker allein.

Schreckensnachricht aus den USA: Fruktose lässt sogar Krebs wachsen! Krebszellen scheinen sich von Zucker – also Saccharose – zu ernähren. Jedoch zeigten wissenschaftliche Studien an der Universität von Kalifornien, Los Angeles (UCLA), dass sich Krebszellen, die man im Labor wachsen ließ, viel schneller vermehrten und ausbreiteten, wenn man ihnen reinen Fruchtzucker – also raffinierte Fruktose – anstelle von Haushaltszucker gab.

Eine besondere Bedeutung kommt Tumorzellen der Bauchspeicheldrüse zu. Diese Krebszellen verursachen im Körper einen nahezu unheilbaren Tumor – kaum jemand überlebt diese spezielle Krebsform. Als man ihnen reinen Traubenzucker fütterte, gediehen sie zwar auch prächtig, aber mit Fruchtzucker gelang ihnen ihre Vermehrung und Ausbreitung in nahezu rasender Geschwindigkeit.

Dazu musst du wissen, dass die Bauchspeicheldrüse Fruktose nicht so leicht verstoffwechseln kann wie Glukose. Aus diesem Grund soll Fruktose diese gefährliche Krebsart weit mehr fördern, als dies bei Traubenzucker der Fall ist.

Die Industrie profitiert von Fruktose durch ihre höhere

Süßkraft. Sie braucht weniger Fruktose als normalen Zucker, um ein Getränk ebenso süß herzustellen. Deshalb bevorzugt sie auch diese Süße.

Wenn du Zucker reduzieren willst

Das Geschmacksempfinden für süße Speisen kann sich ändern, wenn du bewusst die Reizschwelle senkst. Nach einer Übergangszeit von einigen Tagen ohne Süßungsmittel löst eine gering gesüßte Süßspeise das gleiche intensive Geschmackserlebnis aus wie zuvor eine höhere Süßkonzentration: Letztere wird dann häufig als übersüßt empfunden. Durch diese Maßnahme erreichst du eine deutlich reduzierte Aufnahme von isolierten Zuckern, wodurch der Genuss von Süßem ohne gesundheitliche Nachteile möglich wird.

Um Diabetes zu besiegen, helfen natürliche Süßungsmittel, die keine oder kaum Kalorien enthalten und trotzdem süß schmecken. Dazu gehören Erythrit, Thaumatin und Stevia: Seit 2011 ist Stevia, der pflanzliche Süßstoff aus den Blättern der Steviapflanze, auch bei uns erlaubt. Täglich 4 mg Steviolglykoside pro kg Körpergewicht gelten als völlig unbedenklich.

Gesundheitsratgeber empfehlen, sich Zucker abzugewöhnen. Meiner Meinung nach ist das Leben hart genug. Warum solltest du auf ein wenig Süße im Leben verzichten, wenn es gesunde Alternativen zu Zucker gibt?

Im Folgenden stelle ich dir Stevia vor. Weitere gesunde und kalorienfreie Alternativen zu Zucker findest du in meinem Buch: »Echt süß! Gesunde Zuckeralternativen im Vergleich«, siehe Buchtipp im Anhang.

Stevia ist ein natürlicher, kalorienfreier Zuckerersatz, der aus der Pflanze »Stevia rebaudiana Bertoni« hergestellt wird. Sie ist auch als »Süßkraut«, »Süßblatt« oder »Honigkraut« bekannt. Das Pflanzenprodukt ist 300-mal süßer als Zucker. In Japan revolutionierte die kalorienlose Süße den Zuckermarkt. Dort ist Steviaextrakt seit 1971 zugelassen.

Was ist dran an dieser kalorienlosen, natürlichen Süße? Was ist Stevia eigentlich?

Stevia ist eine blattreiche, krautige Staudenpflanze, die in Südamerika in subtropischen Breiten vorkommt. Sie stammt aus dem Hochland von Amambay in Paraguay und wurde zuerst dort und auch in Brasilien kultiviert. Die dort heimischen Guaranay-Indianer schätzen die Pflanze seit einem halben Jahrtausend wegen des süßen Geschmacks ihrer Blätter. Sie süßen ihren Mate-Tee mit den hell- bis dunkelgrünen, fünf bis acht cm langen und zwei bis drei cm breiten Blättern. In Südamerika werden die getrockneten Blätter traditionell auf den Wochenmärkten angeboten.

Nur Stevia rebaudiana Bertoni (hier als Stevia bezeichnet) hat die bewährten Eigenschaften als Süßstoff, allein sie unter 150 bekannten Stevia-Arten! Sie wird oft als »süßes Kraut Paraguays« beschrieben. Man nennt sie auch die »süßeste Pflanze der Welt«.

Tatsächlich ist Stevia kalorienfrei, wasserlöslich, verursacht keinen Karies und ist bis zu 120°C koch- und backfest. Ab etwa 120° C zerfällt Stevia bis zu 63% und mehr. Das bedeutet, dass Stevia umso stärker zerfällt, je höher die Temperaturen sind und umso länger die Hitzeeinwirkung ist.

Vorsichtshalber mischt die Industrie ihn mit Zucker, damit es den Kunden auch wirklich schmeckt. Deshalb darfst du nicht vergessen, das Kleingedruckte zu lesen und aufzupassen, dass du keinen oder nur wenig Zucker isst.

Kaschiert wird das oft durch »Dextrose« – einem weniger bekannten Begriff für Traubenzucker oder Glukose.

Die Blätter der Pflanze enthalten verschiedene süß schmeckende Substanzen, darunter Steviosid und Rebaudiosid A. Sie machen etwa 20% der Blatttrockenmasse aus. Eine 0,4-prozentige Lösung des Steviosids ist etwa 300-mal so süß wie Zucker, die getrockneten Blätter immer noch 40-mal. Eine höhere Konzentration des Steviosids schmeckt bitter, nicht jedoch Rebaudiosid A.

Die frischen Blätter von Stevia werden getrocknet und zu einem Pulver zermahlen. Dieses könnte man prinzipiell schon zum Süßen verwenden, jedoch hat es durch den Blattfarbstoff Chlorophyll eine grüne Farbe. Diesen entfernt man noch, dann schmeckt es sogar noch besser, kaum mehr zu unterscheiden von richtigem Zucker.

Mischt man die Steviol-Verbindungen mit anderen Zuckern oder Süßstoffen, so wirken sie als Geschmacksverstärker.

Glaubt man seinen Anhängern, kann Stevia (fast) alles: Es senkt den Blutdruck, hilft bei Diabetes, wirkt gegen Zahnfleischbluten, unterstützt die Verdauung und Nierenfunktion. Es fördert, äußerlich angewendet, sogar die Wundheilung. Aufgrund des hohen Gehalts an Terpenen und Antioxidantien soll es selbst gegen Krebs wirksam sein, vor allem gegen Prostatakrebs. Aber auch vor Brustkrebs soll das Kraut schützen.

Wissenschaftlich eindeutig belegt ist die Auswirkung auf den Blutdruck bei langfristiger Einnahme hoher Dosierungen. Und dies ist unabhängig davon, ob die Anwender einen zu hohen, zu niedrigen oder normalen Blutdruck haben. Allerdings kann verstärkter Harndrang nach vermehrtem Steviaverzehr auftreten.

Manche haben einen metallischen Nachgeschmack bei diesem Ersatzzucker. Ist dies der Fall, kannst du auf Thaumatin oder Erythrit ausweichen.

Kannst du ganz auf Zucker verzichten?

Zucker sorgt dafür, dass unser Glückshormon Dopamin ausgeschüttet wird – das heißt, er aktiviert unser Belohnungszentrum im Gehirn. Isst du keinen Zucker, fehlt sozusagen der »Zuckerkick«.

Normalerweise frühstückst du. Dann steigt der Glukosespiegel im Blut, du wirst wacher und die Laune steigt. Insulin wird ausgeschüttet. Isst du jedoch die gleiche Kalorienmenge ohne Zucker, nimmst du ab.

Insulin bewirkt, dass Zucker in die Zellen aufgenommen wird und überschüssige Energie als Fett gespeichert werden kann. Die Fettverbrennung, die du beim Abnehmen benötigst, ist das Gegenteil davon und genau diese wird von Insulin blockiert.

Hast du viel Zucker gegessen, hast du bald darauf eine Zuckerspitze im Blut – viel Insulin wird ausgeschüttet mit dem Ergebnis, dass der Blutzucker unter einen gewissen Wert sinkt – dann startet das Notprogramm des Körpers und du bekommst massiv Lust auf Süßes. Das geht so weit, dass das Hormon Adrenalin ausgeschüttet wird und du Heißhunger auf Süßes bekommst. Jeder Fünfte in Deutschland hat auffällige Blutzuckerwerte.

Das Tückische bei uns sind die Softdrinks: 120 l davon trinken wir im Jahr davon. Im Durchschnitt stecken 20 g Zucker in 0,2 l Fruchtsaftgetränk. Da die Getränke nicht im Magen bleiben, sondern in den Darm durchrutschen, machen sie auch nicht satt. Dazu kommen zuckerhaltige Snacks. Auf Wasser anstelle von Fruchtsäften und Fruchtsaftgetränken umzusteigen, ist ein Segen für unseren Körper.

XI.

Die Bauchspeicheldrüse revitalisieren mit der Kraft der Pflanzen

Es gibt einige Möglichkeiten, mit (Heil-)Pflanzen die Bauchspeicheldrüse wieder zu revitalisieren. Einige stelle ich dir hier vor, weitere kannst du in meinem Buch »Selbsthilfe bei Diabetes« (s. Quellen im Anhang: Flemmer) nachlesen. Auch das Kantonsspital Baden AG (s. Anhang, Quellen) weist auf die Heilwirkung von Kürbissen und Bitterstoffen hin.

Flohsamen und Flohsamenschalen

Indische und andere Flohsamen sind eng miteinander verwandt, ihre Wirkstoffe, die Wirkweise und Anwendungen sind praktisch gleich, nur die Dosierungen sind unterschiedlich.

Die Stammpflanze ist das Flohkraut, bzw. der Sand-Wegerich (Plantago psyllium L. = Plantago indica und afra L, arenaria Waldstein und Kitaibel).

Flohsamen haben sich als natürliches und effektives Darmregulans bewährt, sind aber auch bei Diabetes Typ 2 hilfreich. Insbesondere von indischen Flohsamen weiß man, dass sie den Blutzuckeranstieg nach einer Mahlzeit verringern.

Von den Samen entfernt man am besten ihr Inneres und verwendet nur die äußere hellbeige bis fast farblose Samenhülle. Diese Flohsamenschalen quellen am stärksten. Sie werden dem ganzen Samen auch deshalb vorgezogen, weil bei ihnen die Dosierung gesenkt werden kann. Die Schalen haben einen etwa 4- bis 10-fach größeren Quelleffekt als die ganzen Samen. Deshalb reicht bereits eine geringere Menge aus, um die Darmbewegung zum Transport des Stuhls in Gang zu bringen. Für die starke Quellung sind sogenannte Flosine-Schleimpolysaccharide verantwortlich, die sich in den Samenschalen befinden. Der entstehende Schleim während der Verdauung bindet Gallensäuren, Cholesterin sowie Zucker und wird mit dem Stuhl ausgeschieden. Daraus ergibt sich die blutzuckersenkende Wirkung. Bei insulinpflichtigen Diabetikern ist es sogar möglich, dass sie die Insulindosis reduzieren können oder sogar müssen.

Die Flohsamenschalen können auch von Prothesenträgern problemlos verwendet werden, jedoch sollten sie die Schalen nach deren Einnahme sorgfältig hinunterspülen, um zu verhindern, dass sich einzelne davon in der Prothese verfangen und dort quellen.

Da die Flohsamenschalen viel Flüssigkeit aufnehmen, ist es wichtig, gleichzeitig mit ihrer Einnahme viel zu trinken (300 ml Wasser auf 5 g Arzneipflanze). Besser noch sollte das Produkt in Flüssigkeit angerührt und dann getrunken werden. Es sollte auch nicht im Liegen eingenommen und ein Abstand von ½ bis 1 Stunde nach der Einnahme von Arzneimitteln eingehalten werden, da der Flohsamenschleim eine ausreichende Aufnahme der Medikamente verhindern kann. Man geht von einer Tagesdosis von 4 bis 20 g Flohsamenschalen aus, verteilt auf 3 Portionen, also vor den Mahlzeiten 1 TL Flohsamen mit 1 Tasse kaltem Wasser anrühren, rasch trinken, 2 Tassen Wasser nachtrinken. Das Flüssigkeitsverhältnis sollte bei Flohsamenschalen 1:60 betragen. Auch Milch solltest du nicht gleichzeitig trinken, da sie in die Schleimstoffe eingelagert wird und deshalb zu einer geringeren Quellung führt.

Granulate und Pulver haben gegenüber Tabletten oder Kapseln den Vorteil, dass du keine große Anzahl bzw. Menge einnehmen musst, um eine wirksame Dosis zu erreichen. Anstelle von aromatisiertem oder gezuckertem Pulver besser eines ohne diese Zutaten vorziehen, da diese in unterschiedliche Getränke eingerührt werden können und dadurch eine Abwechslung bieten.

Das Ganze ist besonders für den Dauergebrauch geeignet.

Für Diabetes besitzt leider noch kein Flohsamenpräparat eine offizielle Arzneimittelzulassung.

Im Unterschied zu anderen Ballaststoffen (Weizen- oder Haferkleie) werden die Schleimstoffe der Flohsamen bzw. -schalen nur wenig abgebaut und können deshalb Wasser einlagern und quellen, ohne Blähungen zu verursachen – zumindest nachdem sich die darmeigenen Bakterien daran gewöhnt haben. Man nennt ihre Wirkung bei der Zuckerkrankheit physikalisch antidiabetisch, da sie den Zucker nur binden, ohne ihn chemisch zu verändern. Dagegen werden andere Ballaststoffe wie Weizen- und Haferkleie bei ihrer langen Verweilzeit im Darm durch Bakterien zu kurzkettigen Fettsäuren und Einfachzuckern abgebaut und aufgenommen. Das bedeutet, dass Energie entsteht, die der Körper als solche verwendet. Damit können also durchaus bis zu 450 Kalorien aufgenommen werden. Flohsamenschalen werden dagegen von den Dickdarmbakterien kaum abgebaut und führen zu keiner unerwünschten Gewichtszunahme.

In mehreren Studien wurde bei Flohsamen-Produkten über Senkungen des Traubenzuckerspiegels (nüchtern und nach dem Essen), des HbA1c-Wertes und des Insulins von ca. 10 bis 20% berichtet.

Du erhältst Flohsamen rezeptfrei in Apotheken in Deutschland oder über das Internet, aber auch in Reformhäusern und gut sortierten Supermärkten.

Heidelbeeren (Vaccinium myrtillus)

Heidelbeeren werden auch als Blau – oder Schwarzbeeren bezeichnet. Sie gehören zur Familie der Heidekrautgewächse (Ericaceae).

Für medizinische Zwecke setzt man die beliebten Heidelbeerfrüchte ein. Die frischen Beeren können zur Stabilisierung der kleinsten Blutgefäße (Kapillaren) beitragen und schützen vor den gesundheitsschädlichen Wirkungen von Sauerstoff, sie wirken also antioxidativ.

Für frische Heidelbeeren gibt es experimentelle Hinweise auf blutzuckersenkende Wirkung. Dafür scheinen jedoch recht große Mengen erforderlich zu sein, um deutliche Effekte zu erreichen.

Dagegen haben Fertigpräparate mit konzentrierten Extrakten, die auf die speziellen sekundären Pflanzenstoffe (s. Anhang, Lexikon) – Anthocyane – standardisiert sind, schützende Eigenschaften gegenüber der sogenannten diabetischen Retinopathie, also gegenüber Veränderungen der Netzhaut. Man erhält sie in der Apotheke und über das Internet.

Was der Bauchspeicheldrüse sonst noch hilft …

Tatsächlich gibt es wissenschaftliche Hinweise, dass *Kürbisse* die Erneuerung von geschädigten Bauchspeicheldrüsenzellen anregen. Es sieht so aus, dass die Enzyme (s. Anhang, Lexikon) im Kürbis die Bauchspeicheldrüse entlasten. Kürbisextrakt kann also nicht nur Vorstufen von Diabetes Typ 2 entgegenwirken, sondern auch einer bestehenden Zuckerkrankheit, wenn nicht vollständig, aber zum Teil heilen! Bis die wissenschaftlichen Daten sicher sind, hilft es, Kürbiskerne zu essen.

So unangenehm bittere Stoffe schmecken, so wichtig sind sie für eine gesunde Bauchspeicheldrüse. Essen wir *Bitterstoffe*, geben sowohl die Drüsen des Magens und der Galle wie auch die der Bauchspeicheldrüse ihre Verdauungssäfte ab. Die Folge ist, dass die Darmtätigkeit angeregt wird. Natürliche Bitterstoffe findest du z. B. in Rucola, Chinakohl und Artischocke. Auch in Gewürzen findest du diese, etwa in Lorbeer, Anis, Fenchel, Kamille und Liebstöckel. Für die, die ihn mögen ist das erfreulich: Ein Espresso nach dem Essen enthält ebenso wertvolle Bitterstoffe.

XII.

Bewegung, die Diabetes Typ 2 verhindern hilft

Bewegung hat nicht nur kurzfristige, sondern auch langfristige Effekte auf den Blutzuckerspiegel. Bewegung senkt den Blutzuckerspiegel recht schnell. Am besten, du baust Spaziergänge in den Alltag ein. Hilfreich sind auch Fitnessstudios mit Bewegungskursen oder Krafttraining. Damit kannst du laut vieler Studien die Blutzuckerwerte nachweislich senken. Auf Dauer sorgt Bewegung dafür, dass deine Körperzellen sensibler auf Insulin reagieren. In der Folge benötigst du weniger Insulin, um den Blutzuckerwert im Normalbereich zu halten. 120 bis 300 Minuten Bewegung pro Woche reichen schon.

Auch auf das Gewicht hat Bewegung eine positive Wirkung. Somit hilft Bewegung bei der Senkung des Körpergewichts, der Reduzierung des Blutdrucks (Ruhepuls und systolischer Blutdruck) sowie der Blutfettwerte, der Verbesserung der Insulin-Empfindlichkeit, außerdem wird der Blutzuckerspiegel reduziert, die Gefahr eines Schlaganfalls oder Herzinfarkts wird reduziert, die Durchblutung wird verbessert und Stress reduziert.

Du fühlst dich besser, der tägliche Insulinbedarf kann sinken und ebenso der Ruhepuls.

So wirkt Bewegung auf den Blutzuckerspiegel

Bewegung ist nicht nur wichtig, wenn man Diabetes hat, auch Körpergewicht, Bauchfett, Blutdruck, Blutfette, Arterienverkalkung und Nervenschäden hängen damit zusammen. Alle 7 Probleme kannst du mit Bewegung und gesunder Ernährung in den Griff bekommen. Dafür sind keine olympiareifen Leistungen erforderlich. Am besten, du beginnst mit Bewegung im Alltag: Treppe statt Lift und Rolltreppe, mit dem Fahrrad in die Arbeit oder zum Einkaufen in den Supermarkt oder eine Bushaltestelle vor der eigentlichen aussteigen und den letzten Teil zu Fuß gehen. Das sind Beispiele, die Bewegung fördern und helfen, das Körpergewicht und den Stoffwechsel in Balance zu halten, denn eine gestärkte Muskulatur hat auch einen besseren Stoffwechsel zur Folge.

Ist man übergewichtig und bewegt sich kaum, hat man auch weniger funktionstüchtige *Glukosetransporter.* Je weniger du davon hast, desto schlechter kann das Insulin den Zucker aus dem Blut in die Muskulatur schleusen und umso mehr benötigst du dafür. Schließlich ist die Bauchspeicheldrüse erschöpft und es wird immer weniger und langsamer Insulin produziert, bis hin zum Diabetes Typ 2.

Durch Bewegung kannst du also Muskeln aufbauen und Glukosetransporter aktivieren – der Körper reagiert wieder empfindlicher auf Insulin und der Blutzucker wird besser reguliert. Erstaunlicherweise erholt sich sogar die Bauchspeicheldrüse! Dabei ist die körperliche Fitness sogar wichtiger als die optimale Figur.

Damit du durchhältst, ist es wichtig, eine Sportart zu finden, die dir Spaß macht. Verabredungen mit Gleichgesinnten können helfen, damit du dabeibleibst, z. B. ein Walkingtreff.

Schwimmen ist ein ausgezeichneter Ausdauersport. Im

Schwimmbad kannst du die Bahnen zählen und versuchen, dich zu steigern und das nächste oder übernächste Mal noch eine mehr zu schwimmen. Fahrradfahren ist ebenso gut wie Schwimmen. Es fördert den Kreislauf und regt den Stoffwechsel an. Besser als eine kraftbetonte Fahrweise ist eine hohe Trittfrequenz, da sie Muskeln, Sehnen und Gelenke weit weniger belastet. Wenn du in Gemeinschaft radeln willst, so bietet der ADFC (www.adfc.de) viele unterschiedliche Möglichkeiten für Einsteiger an bis hin zu zahlreichen Touren. Auch eine Beratung, die hilft, dass der fahrbare Untersatz richtig eingestellt wird, erhältst du bei dem Verein. Zu Elektrofahrrädern findest du bei der Stiftung Warentest Testberichte. Diese Fahrräder schützen davor, dass du dich auf dem Hinweg verausgabst und Angst hast, nicht mehr heimzukommen. Deine Leistung kannst du auch damit steigern.

Der Vorteil von Bewegung und Sport beschränkt sich nicht auf den Kreislauf oder den Blutzuckerspiegel. Das Gehirn wird ebenfalls besser durchblutet und mit Traubenzucker versorgt, die Gedächtnisleistung ganz allgemein wird verbessert. Auf diese Weise hast du bald mehr Energie, weniger Stress, mehr Fitness und auch der Schlaf wird besser. Dein Körper bekommt mehr Sauerstoff und Glückshormone durchfluten deinen Körper.

Hast du die Erbanlagen für Diabetes oder bist du im Anfangsstadium der Krankheit, ist es ab sofort wichtig, an die Ernährung und die Bewegung zu denken, wenn du wieder gesund werden willst. Hungerst du auf der einen Seite und bewegst dich nicht, verlierst du Muskelmasse und hast so nicht viel gewonnen. Aber auch dich nur diabetesgerecht zu ernähren ohne Bewegung bringt nicht viel. Alle Studien zeigten bislang, dass Typ-2-Diabetes nur mit beiden Strategien langfristig verhindert werden kann, also wenn du dein Gewicht langfristig hältst und körperlich aktiv bist.

Was »vorsorglich« beim Sport zu tun ist, kannst du ausführlich in den Schulungen lernen.

Das Training sollte regelmäßig und moderat sein. Allein durch moderate Bewegung werden deine Körperzellen wieder sensibler für Insulin und die Aufnahme von Traubenzucker wird besser. Auf diese Weise kannst du auch den Blutzuckerspiegel senken. Sich im Alltag viel zu bewegen ist wichtig. Je nachdem, welchen Beruf du ausübst, bewegst du dich ganz automatisch. So legt man täglich – ohne darüber nachzudenken – etwa 1.500 Schritte im Büro, 3.000 Schritte im Sekretariat, 5.000 Schritte im Verkauf und schließlich 12.000 bis 18.000 Schritte beim Kellnern oder als Briefträger zurück.

Am besten du beginnst mit 3.000 bis 5.000 Schritten – das gilt als mäßige Bewegungsaktivität und ist zur Diabetesprophylaxe mindestens erforderlich, aber auch zur Begleitung der Behandlung.

Die kurzen Gehstrecken helfen nicht viel, aber sie summieren sich. Eine gute Möglichkeit sind auch Fernsehwerbepausen. Diese mit Gymnastik auszufüllen, hilft auch beim Gewicht halten, ohne zusätzlichen Zeitaufwand.

Um den Ehrgeiz anzuspornen, gibt es spezielle Schrittzähler, die du zum Teil schon für 15 Euro erhältst. Du bekommst sie ab einer Größe einer Armbanduhr. Sie addieren die erledigten Schritte mit Hilfe eines Sensors. Du kannst sie am Gürtel befestigen oder steckst sie einfach in die Tasche. Da die Schrittlänge von Person zu Person unterschiedlich ist, muss das Gerät geeicht werden. Es gibt Schrittzähler, die nach Eingabe des Körpergewichts auch die benötigten Kalorien und möglicherweise sogar die verbrannte Fettmenge angeben.

Wie sinnvoll die kleinen Messinstrumente sind, zeigten Untersuchungen: Diejenigen, die ihn tragen, unternehmen häufiger Erledigungen zu Fuß, gehen abends nochmal raus, wenn sie sehen, dass sie untertags zu wenig Schritte gegangen sind.

Es geht aber auch ohne Instrument: Man sagt, dass

man in einer halben Stunde bei normalem Tempo etwa 3.000 bis 4.000 Schritte zurücklegt, das entspricht etwa 2,5 Kilometer. Schaffst du das, versuch dich zu steigern – deiner Muskulatur und den Knochen zuliebe. Erreichst du 10.000 Schritte pro Tag, ist das eine tolle Leistung!

Martin Halle, der Ordinarius für Präventive und Rehabilitative Sportmedizin an der Medizinischen Fakultät der TUM, empfiehlt, körperliches Training von einem Arzt wie ein Medikament verordnen zu lassen und entsprechend den Fähigkeiten des Patienten zu dosieren. Er empfiehlt die Aufstellung eines Trainingsprogramms unter Kooperation zwischen dem behandelnden Facharzt, einem Sportmediziner oder Sporttherapeuten und Sportwissenschaftlern, die das Programm mit dem Patienten umsetzen. Bewegung muss genauso selbstverständlich zur Therapie gehören wie die Einnahme von Tabletten. Eine »unterstützende Sporttherapie sollte in der Medizin der Zukunft einen größeren Stellenwert einnehmen, als dies bisher erkannt oder gar umgesetzt wird«, so Prof. Dr. Halle.

Wir sitzen zu viel

Das eigentliche Problem ist: Wir sitzen zu viel. Die Folgen sind oft Diabetes und Herzerkrankungen. Spätestens nach 45 Minuten Sitzen sollten wir aufstehen und uns bewegen, denn nach stundenlangem Sitzen fahren unsere Körperfunktionen runter und die Gesundheitsrisiken gehen hoch.

2021 saßen wir durchschnittlich 8,7 Stunden täglich, 2023 waren es 9,2. Der Spitzenreiter ist das Homeoffice mit 11,5 Stunden, im Büro sitzen wir 9,1 Stunden am Tag.

Unser Körper ist für Bewegung gemacht, ohne sie verkümmern unsere Muskeln, verkürzen sich die Sehnen, der

Stoffwechsel ist nicht mehr in Fahrt mit den genannten Folgen. Durch das Sitzen beugen wir den Kopf nach vorne, der Rücken ist gekrümmt, die Schultern nach vorne geneigt. Auf diese Weise werden die Muskeln auf der Rückseite überlastet, vorne verkürzen sie sich. Auf Dauer bedeutet das Schmerzen. Dann hilft nur noch regelmäßig trainieren. Bei Kreuzschmerzen ist Bewegung das A&O. Nach 6 Stunden ohne Bewegung werden die Wände der Beinarterien steifer und das Gehirn wird schlechter durchblutet. Das bedeutet, die Gefahr für Arteriosklerose, Schlaganfälle, Herzinfarkte und Durchblutungsstörungen wird größer. Vor allem das »Zwischendurch« ist wichtig. Du kannst nicht 2 Tage nur sitzen und dann meinen, mit 30 Minuten Bewegung ist alles okay. Viel wichtiger ist es, im Lauf des Tages Bewegungseinheiten einzuplanen. Andauerndes Sitzen erhöht die Gefahr für Diabetes. Der Grund ist, dass wir bei langer Inaktivität weniger Zucker verbrauchen – der Zucker bleibt im Blut und wird nicht in die Muskelzellen aufgenommen.

Die Viel-Sitzer haben in den folgenden 3 Jahren ein um 40% erhöhtes Risiko, eher zu sterben. Deshalb solltest du zwischendurch und wo es geht auch mal stehen.

Nach 45 Minuten solltest du deine großen Muskelgruppen aktivieren, zumindest aber einmal strecken und recken, zum Beispiel auch mal im Stehen telefonieren (Stehen benötigt doppelt so viel Energie wie Sitzen, außerdem erhöht es die Muskelspannung), wenn das möglich ist, oder ein Glas Wasser holen bzw. Kaffee machen, also den Stoffwechsel nicht einschlafen lassen. Selbstverständlich solltest du nach dem sitzenden Arbeitstag Sport treiben. 5 Stunden/Woche empfiehlt die WHO. Am besten, du kommst dabei außer Atem und nutzt viele Muskelgruppen. Sitzt du viel, kannst du dessen negative Effekte durch Bewegung zumindest reduzieren.

Training, um Diabetes Typ 2 zu verhindern – aber wie viel?

Die tägliche Bewegung im Alltag ist die Grundlage. Außer dem Alltagsprogramm solltest du dreimal wöchentlich eine halbe oder dreiviertel Stunde für dein Bewegungsprogramm einplanen. Wenn du bislang nicht sportlich aktiv warst, beginne am besten mit 10 Minuten täglich und steigere dich wöchentlich, bis du an 3 bis 4 Tagen 30 Minuten aktiv bist, besser wären allerdings 5 bis 6 Tage. Oder du kannst an 3 Tagen dein Sportpensum auf 45 Minuten steigern.

Die positive Wirkung von Sport hält bis zu 72 Stunden nach dem Training an. Spätestens danach solltest du dich wieder deutlich bewegen. Setzt du 2 oder 3 Wochen aus, geht die gewonnene Kraft leider wieder verloren.

Es ist sehr schwierig, sich immer wieder zu motivieren, und ausreichend Sport zu treiben. Deshalb hat Prof. Dr. E. H. Schwarz von der Universität Dresden mit seinem Team gemeinsam mit dem TUMAINI-Institut einen gut funktionierenden Anreiz gefunden, der auf Geld beruht. Sie entwickelten die Gesundheits-App, das Anker-Prinzip für Smartphones – die AnkerSteps-App, die du kostenlos für das iPhone und das Android-Smartphone herunterladen kannst. Dieses Programm »Ankersteps« funktioniert so: Alle wetten darauf, täglich 10.000 Schritte zu gehen. Diese Anzahl an Schritten ist das notwendige Maß an Bewegung, um Diabetes und andere chronische Erkrankungen zu verhindern. Die Methode beruht auf dem Verhalten, das zeigt, dass wir motivierter sind, etwas zu tun, wenn wir dadurch einen unmittelbaren Vorteil haben, z. B. in Form von Geld. Bei dem Programm Ankersteps setzt du einen kleinen Geldbetrag, mindestens einen Euro pro Tag, ein. Die Höhe bestimmst du selbst. Schaffst du die Schritte, behältst du deinen Einsatz – und erhältst obendrein zusätzlich anteilig Geld von denen, die unter ihrem Ziel geblieben sind. Erreichst du die 10.000 Schritte nicht, geht der verlorene Wetteinsatz an andere Teilnehmer, die an diesem Tag die 10.000 Schritte erfolgreich geschafft haben. Dieses Programm fürs Smartphone kostet nichts, ist seit 2016 erhältlich und wurde laut Prof. Schwarz bis zum August 2017 rund 12.000-mal heruntergeladen.

AnkerSteps wird mit einem Schrittzähler deiner Wahl verbunden. Die App registriert, wie viele Schritte du geschafft hast. Das Programm funktioniert mit GoogleFit, JawboneUp und Fitbit. Das Anker-Team will weitere Apps und Gadgets dazunehmen. Es wird vom Bundesministerium für Bildung und Forschung (BMBF) gefördert. »Die ersten Ergebnisse stimmen äußerst positiv«, so Prof. Dr. Schwarz beim Deutschen Diabetes Kongress. Er ist der Ansicht, dass AnkerSteps wertvoller ist als der Besuch von ein oder zwei Sportkursen pro Woche.

Vorsicht Unterzuckerung

Die Muskulatur benötigt bei Bewegung mehr Energie und damit besteht die Gefahr eines Unterzuckers. Diese Gefahr besteht auch noch für Stunden, oft bis in die Nacht hinein.

Am besten du beugst vor: Insulinzufuhr vor dem Sport reduzieren, zusätzliche Kohlenhydratzufuhr vor, während und nach der Bewegung. Möglicherweise die Dosis des Basalinsulins am Sporttag reduzieren.

Wenn du ein Trainingsprogramm ausgewählt hast, solltest du Folgendes beachten:

- Vor dem Start: Blutzucker messen.
- Pausen einlegen und dabei wieder den Blutzucker kontrollieren.

- Besser schnell wirkende Kohlenhydrate mitführen, um sie bei einer beginnenden Unterzuckerung sofort einnehmen zu können.

Nach dem Ende des Programms wieder den Blutzucker messen und einige Stunden nach dem Training erneut. Jeder reagiert anders auf Sport. Beobachtest du den Stoffwechsel genau, kannst du die Therapie mit zunehmender Erfahrung schrittweise anpassen und optimieren.

Je nach Wunsch für eine sportliche Betätigung solltest du Rücksprache mit dem behandelnden Arzt oder gegebenenfalls einem Diabetesberater halten.

XIII.

Gerüchte rund um Diabetes Typ 2

Es gibt immer wieder Gerüchte – nicht nur bei Diabetes. Besonders Kaffee ist beliebt. Sehen wir uns mal an, was wirklich stimmt.

Kaffee ist besser als sein Ruf

Unglaublich, aber wahr: Tatsächlich haben Wissenschaftler herausgefunden, dass es einen Zusammenhang zwischen dem Kaffeekonsum und Diabetes gibt: Trinkst du 2 bis maximal 7 Tassen Kaffee pro Tag, soll damit das Diabetesrisiko geringer werden. Dabei ist es egal, ob mit oder ohne Koffein. Beide Varianten können das Risiko, an Typ-2-Diabetes zu erkranken, um 25% reduzieren! Diejenigen, die koffeinfreien Kaffee bevorzugten, hatten sogar das geringste Diabetesrisiko. Man vermutet, dass es die »Antioxidantien« im Kaffee sind, die die sogenannten »freien Radikale« unschädlich machen.

In Italien hat man herausgefunden, dass Personen, die mehr als einen Espresso am Tag trinken, eine geringere Sterblichkeit hatten und weniger Herz- Kreislauferkrankungen als Personen, die keinen Espresso trinken. Dies kommt zu den positiven Wirkungen von Kaffee hinzu: Er erhöht die Leistungs- und Konzentrationsfähigkeit und, nach dem Essen getrunken, wirkt er verdauungsfördernd.

Gemäß einer Studie aus den USA ist Filterkaffee am gesündesten.

Leider hilft Kaffee nicht allen – bestimmte Erbfaktoren scheinen für die Wirksamkeit verantwortlich zu sein. Das Ergebnis bisheriger Untersuchungen lässt sich folgendermaßen zusammenfassen: Verträgst du Kaffee gut und trinkst ihn gerne, so spricht nichts dagegen. Wenn du Glück hast, besitzt du die entsprechende Erbsubstanz und Kaffee hilft dir, das Diabetesrisiko zu senken. Sich überwinden und Kaffee trinken, obwohl du ihn nicht magst, ist dagegen weniger sinnvoll, denn das Diabetes-Risiko lässt sich auch durch ein gesundes Körpergewicht, den Verzicht auf Rauchen, wenig Fleisch, regelmäßigen Vollkornverzehr, Heilkräuter und körperliche Aktivität genauso gut beeinflussen.

Eisenmangel, Alkohol, Fischhaut und magnetisches Gel …

Kaffee: Ja aber… Kaffee enthält Polyphenole, die das sogenannte Nicht-Häm-Eisen (dreiwertiges Eisen, wie es in Pflanzen vorkommt) binden und dessen Aufnahme im Darm hemmen. Diese Wirkung tritt bereits bei einer Tasse Kaffee auf und kann zu einem Eisenmangel beitragen.

Das betrifft in der Regel nur chronische Kaffee-, aber auch Schwarzteetrinker, sodass gerade Frauen, die zu einem Eisenmangel neigen, geraten wird, Kaffee nicht zu den Hauptmahlzeiten zu trinken, damit das im Essen enthaltene Eisen dem Körper voll und ganz zur Verfügung steht. Der Kaffee zwischendurch hat keinen Einfluss auf die Eisenversorgung des Körpers.

Alkohol solltest du auf keinen Fall zum Durstlöschen trinken. Nicht nur, dass er den Stoffwechsel durcheinanderbringt und viele Kalorien hat, er bremst auch die Fettverbrennung, da die Leber zuerst den Alkohol abbaut. Bei Frauen wird er darüber hinaus deutlich langsamer abgebaut als bei Männern – ein Grund, warum Männer ihn besser vertragen. Dazu kommt, dass Alkohol den Appetit steigert.

Männer sollten nicht mehr als 24 g Alkohol täglich zu sich nehmen, Frauen die Hälfte. Das entspricht etwa 1/4 bzw. 1/8 l Wein, bzw. einem 1/2 bzw. einem 1/4 l Bier. Dies sind die Mengen, die nachteilige gesundheitliche Folgen unwahrscheinlich machen. Mehr ist nicht nur für Diabetiker ungesund: Es kann zu gefährlicher Unterzuckerung führen, wenn du spritzt oder Tabletten mit Unterzuckerungsrisiko einnimmst. Das Gefährliche am Alkohol ist, dass du aufgrund der Alkoholwirkung die typischen Signale für eine Unterzuckerung nicht oder nur verzögert wahrnimmst: Schwitzen und Zittern. Auch alkoholbetäubt ins Bett zu gehen ist keine gute Idee, denn unter Alkoholeinfluss funktioniert unser körpereigenes »Sicherheitssystem« nicht mehr richtig. Der Grund ist, dass die Leber zuerst entgiftet, also den Alkohol abbaut. Sie setzt nicht den Zuckervorrat Glykogen aus der Leber frei und produziert gleichzeitig neuen Zucker. Ist Alkohol im Spiel, entgiftet die Leber ihn schnellstmöglich, sodass es im Blut an Zucker fehlt. Als Folge besteht noch Stunden nach dem Alkoholgenuss ein Unterzuckerungsrisiko. Insofern sollten Diabetiker nur wenig Alkohol und dies allenfalls zum Essen trinken.

Hast du doch einmal zu viel davon getrunken, solltest du vor dem Schlafen den Blutzucker messen und gegebenenfalls eine entsprechende Kohlenhydratmenge verzehren.

Auch Tabakrauchen hat nachweislich einen Einfluss auf die Blutzuckerwerte. Nicht nur deshalb solltest du auf das Rauchen verzichten. Das gilt auch für passives Rauchen! Also den Raucher freundlich bitten, doch woanders zu rauchen…

Was immer wieder die Runde macht, ist folgendes Thema: Bessere Wundheilung mit Fischhaut. Was ist dran? Der junge Dorsch oder als erwachsener Fisch auch Kabeljau (Gadus morhua) genannt, gehört zu unseren wichtigsten Speisefischen. Er enthält nur etwa 1% Fett, aber wichtige Mineralstoffe und Spurenelemente. Aus seiner Leber kann man Lebertran gewinnen.

Seine Haut hilft, chronische und problematische Wunden – wie bei Diabetes – des Menschen zu heilen. Problematische Wunden zum Abheilen zu bringen, war schon immer eine große Herausforderung für die Chirurgie. Insbesondere bei Diabetikern wird abgestorbenes Gewebe nur langsam beseitigt und neues – wenn überhaupt –nur verzögert aufgebaut. Durchblutungs- und Nervenstörungen behindern die Heilung. Das kann sogar zur Amputation führen. Die Behandlung mit Fischhaut ist Bestandteil einer EU-weiten Studie zum Test der natürlichen Wundauflage. Durch Auflage der Haut von Dorsch und Kabeljau werden die Durchblutungsstörung und Nervenschäden an den Füßen verbessert bzw. geheilt. Auch wenn schon Zehen amputiert wurden, kann man die Haut der restlichen damit noch heilen.

Folgende Möglichkeiten bietet also die Fischhaut: Beschleunigung der Wundheilung, chronische Wunden, die gar nicht heilen wollen, wieder zum Heilen anregen, Abheilung der Wunde. Die Fischhaut aktiviert menschliche Stammzellen, also spezielle körpereigene Zellen. Sie wandern in die großen Poren der Fischhaut und fördern dort das Wachstum der Blutgefäße und des Bindegewebes: Die Selbstheilung der Haut wird unterstützt. Die sogenannte sekundäre Wundheilung wird beschleunigt und angeregt.

Der Arzt muss jedoch vorsichtig sein, damit er keine Schadstoffe und Fremdkörper in die Wunde bekommt. Deshalb dürfen keine Fische aus Aquakulturen verwendet werden. Genutzt werden Tiere aus Wildfang, so zum Beispiel der Wildkabeljau aus dem Nordatlantik vor Island. Von dieser Haut können keine Viren auf den Menschen übergehen, da es zwischen Kaltwasserfischen und dem Menschen kein Übertragungsrisiko gibt.

Bisher wurde die Fischhaut nicht genutzt. Aber nun übernimmt eine Spezialfirma die Aufbereitung der Kabeljauhaut und präpariert sie für die Wundheilung. Dies muss schonend geschehen, damit die Fischhaut ihre natürliche Struktur behält.

Der Hintergrund ist, dass die Bindegewebsstruktur der menschlichen Haut der der Fische ähnelt. Das kann man unter dem Elektronenmikroskop erkennen. Dort sieht man, dass die lockere Struktur und die großen Poren der menschlichen Oberhaut verblüffend ähnlich sind. Im Anschluss an die Transplantation vermehren sich die Hautstammzellen in ihr stark. Die Fischhaut wird sozusagen mit Hautzellen überwuchert. Im Labor wird die Fischhaut so aufbereitet, dass nur ihre Stützstruktur – auch Matrix genannt – übrigbleibt. Alle ein bis zwei Wochen wird die Fischhaut auf der Wunde erneuert (ein Schaumverband kommt darüber, um eine gewisse Restfeuchte zu erhalten) und löst sich innerhalb dieses Zeitraums auf. Nach drei Anwendungen beginnt die Wunde abzuheilen. Damit kann man möglicherweise sogar Amputationen verhindern, wenn die Haut aufgrund von starkem Diabetes zu stark angegriffen ist. Das kann sogar so weit gehen, dass Knochen freiliegen.

Gefäßchirurg Holger Diener vom Krankenhaus Buchholz (siehe Anhang) in Norddeutschland arbeitet an dieser Studie, die Teil eines europäischen Forschungsprojektes ist.

Möglicherweise spielen auch die Omega-3-Fettsäuren eine Rolle bei der Heilung. Sie wirken antibakteriell und fördern so die Wundheilung bzw. bremsen Entzündungen. Sie schützen sogar vor Viren wie Herpes-Simplex und HIV. Das Immunsystem wird durch sie gestärkt und die Entstehung neuer Blutgefäße wird gefördert.

In Europa ist die Behandlung mit Fischhaut (isländischer Dorsch) bereits zugelassen. Ist die Wirksamkeit europaweit bewiesen, könnte die Behandlung in vielen Arztpraxen Standard werden. Leider werden die Kosten der Fischhauttherapie bislang nicht von den Krankenkassen übernommen. Nachfragen solltest du immer.

In ihrer Winterausgabe 2023 berichtete die Zeitschrift »Mein Leben. Das Magazin nicht nur für Diabetiker« (s. Anhang, Quellen) von einem speziellen magnetischen Gel, das auch schwierige Wunden heilen kann. Das magnetisierbare Gel stammt von Forschern der Universität von Singapore (*https://ihealthtech.nus.edu.sg*) (NUS). Es wird in Verbandsmaterial eingearbeitet. Damit heilen Wunden dreimal schneller als mit bisherigen Mitteln. Das Präparat enthält auch Hautzellen. Diese beschleunigen die Heilung zusätzlich. Dafür wird das Gel mit einem speziellen Instrument magnetisch angeregt. Außerdem werden die Hautzellen aktiviert, damit sie die Heilung unterstützen können. Gedacht ist das Ganze für Diabetiker mit Wunden, die nur ganz schwer heilen, sodass zum Teil sogar Amputationen erforderlich werden. Dafür wird das Gel mit einem speziellen Instrument magnetisch angeregt. Außerdem werden die Hautzellen aktiviert, damit sie die Heilung unterstützen können.

Im Unterschied zu bisherigen Verbänden ist das Gel aktiv an der Wundheilung beteiligt. Es wird zum Beispiel gleichzeitig der Glukosespiegel im Wundbereich geregelt, ruhende Hautzellen in der Nähe der Wunde aktiviert, geschädigte Blutgefäße repariert sowie das gestörte Gefäßnetzwerk innerhalb der Wunde gebessert. Zurzeit arbeiten die Wissenschaftler an diabetischen Wunden am Fuß. Jedoch kann man das Gel auch an allen anderen Verletzungen der Haut einsetzen, etwa Verbrennungen.

Durch die sanfte mechanische Anregung werden die Hautzellen angeregt, die Wunde zu schließen.

XIV.

Diabetes-Folgeerkrankungen

Nicht nur, dass du von Diabetes gequält wirst, es können auch noch Folgeerkrankungen hinzukommen (die Daten hier stammen vom Helmholtz Zentrum München. Wenn du mehr dazu wissen willst: *www.diabinfo.de/leben/typ-2-diabetes/grundlagen/diagnose.html#c202161* & *www.diabinfo.de/leben/folgeerkrankungen.html*).

Durch zu hohe Blutzuckerwerte können auf Dauer kleine und große Blutgefäße geschädigt werden mit Auswirkungen auf diverse Organe. Die Folgen sind vor allem Herz-Kreislauf-Erkrankungen, Störungen an Nieren, Augen und Nerven inklusive dem diabetischen Fußsyndrom. Diese Probleme sind auch nicht selten.

Man kennt jedoch zahlreiche Möglichkeiten, um die Gesundheit zu stärken. Auch die sogenannten »Spätfolgen« kannst du oft verhindern. Dafür musst du darauf achten, die Blutzuckerwerte im optimalen Bereich zu halten. Auch starke Schwankungen solltest du möglichst vermeiden.

In den Teilen Bewegung und Ernährung dieses Buches hast du bereits erfahren, wie du zu einer guten Gesundheit beitragen kannst. Dafür sind auch Vorsorgeuntersuchungen erforderlich.

Betroffen sind vor allem die Augen, die Lunge, die Leber, die Nerven, die Füße, das Gehirn und die Psyche, die Zähne, das Herz-Kreislauf-System, die Nieren, die Geschlechtsorgane und die Haut. Leider kann auch Krebs parallel zu Diabetes auftreten. Das heißt im Umkehrschluss: Regelmäßige Vorsorge- und Kontrolluntersuchungen sollten in deinem Terminkalender stehen. Im »Gesundheits-

Pass Diabetes« (gesundheitspass_diabetes.pdf) der Deutschen Diabetes Gesellschaft sind sie genauer aufgeführt. Im Folgenden kannst du sehen, welche das sind und wie häufig sie sein sollten:

- *Vierteljährlich:* Überprüfung des Körpergewichts und Bauchumfangs, Blutdruck, Messung des Blutzucker-Langzeitwerts (HbA1c), Feststellung wie oft du unterzuckert bist, Überprüfung der Spritzstellen
- *Jährlich:* Überprüfung der Blutfettwerte, Kontrolle der kleinen und großen Blutgefäße, Überprüfung der Nieren auf mögliche Funktionsstörungen, ärztliche Kontrolle des Herzens, beim Zahnarzt den Zahnhalteapparat kontrollieren lassen, die Füße vom Arzt ansehen lassen, die Nerven kontrollieren lassen; Besprechung des Wohlbefindens, zum Beispiel im Hinblick auf eine Depression
- *Zweijährlich:* Kontrolle der Augen – beim Vorhandensein von Risikofaktoren jährlich

Entsprechend den Untersuchungsergebnissen kann es erforderlich sein, die gelisteten Untersuchungen öfters durchzuführen. Es ist auch ratsam den Körper regelmäßig zu beobachten, z. B. wenn du das Gefühl hast, dass sich an den Füßen etwas verschlechtert hat, eine Wunde neu aufgetreten ist etc. Falls du Veränderungen bemerkt hast: Besser deine Ärztin oder deinen Arzt darauf ansprechen.

Diabetes und die Augen

Leider kann Diabetes auch die kleinsten Blutgefäße in den Augen und dadurch die Netzhaut beeinträchtigen, genannt Retinopathie. Es kann auch zum Grauen und Grünen Star sowie anderen Problemen mit dem Sehen kommen. Das bemerkt man zu Beginn oft nicht. Entsprechend solltest du regelmäßig zur Kontrolle gehen, um eine Erblindung zu verhindern. Rauchen, ein erhöhter Blutdruck, eine Nierenschädigung durch die Erkrankung kann neben Fettstoffwechselstörungen, einer langen Diabetes-Dauer und anderen Diabetes-Risikofaktoren Augenprobleme begünstigen.

Dass die Augen Probleme haben, erkennst du zum Beispiel an verschwommenem oder unscharfem Sehen, an dunklen Flecken bzw. »roten Schleiern« im Gesichtsfeld.

Wie kannst du vorbeugen? Schäden an den Augen kannst du reduzieren oder verhindern, wenn du den Blutzucker und den Blutdruck immer gut eingestellt hast. Dazu kommen ein gesunder Lebensstil mit der richtigen Ernährung (Teil IV), damit das Auge gut mit Nährstoffen versorgt ist, und Bewegung (Teil XI). Auch rauchen solltest du nicht. Diese Faktoren sind auch wichtig für einen idealen Blutdruck und Fettstoffwechsel.

Beim Arzt wird zum Beispiel der Augenhintergrund untersucht. Dafür wird die Pupille weit gestellt. Auch die Durchblutung kann man mit Hilfe eines in eine Vene eingespritzten Farbstoffs kontrollieren. Die Sehschärfe testet man mit Zeichen auf einer Lesetafel.

Wie wird die diabetische Retinopathie behandelt und wie häufig ist sie?

Kann man durch Einstellung des Blutzuckers nicht mehr helfen, kann bei einem weiteren Fortschreiten eine Laserbehandlung erforderlich werden. Dadurch verwächst das Gewebe um das Auge herum fester miteinander. Damit kann man eine Netzhautablösung verhindern.

Auch eine vollständige Entfernung des Glaskörpers kann erforderlich werden, um eine vollständige Erblindung zu verhindern. Neuerdings spritzt man gefäßwachstumshemmende Antikörper (VEGF, englisch: Vascular Endothelial Growth Factor-Hemmer) in den Glaskörperraum. Damit kann man Wachstumsfaktoren blockieren, wodurch keine neuen, undichten Blutgefäße gebildet werden. Gleichzeitig wird ein weiteres Wachstum der Gefäße gestoppt.

Hat man Typ-1-Diabetes, bekommt ein Viertel der Betroffenen irgendwann eine diabetische Retinopathie, selten vor der Pubertät. Bei Typ-2-Diabetes ist die Erkrankung bei etwa 12,5% der Betroffenen anzutreffen. Der Verlauf der Erkrankung hängt davon ab, ob du den Blutzuckerspiegel und Blutdruck in den Griff bekommst.

Leider ist die diabetische Retinopathie der häufigste Grund für neue Erblindungsfälle in Industrieländern bei Erwachsenen im Alter von 20 bis 74 Jahren.

Hilfe bei Sehbehinderung erhältst du vom Deutschen Blinden- und Sehbehindertenverband e. V. (DBSV; www.dbsv.org). Das Beratungs- und Unterstützungsangebot des DBSV findest du im Internet unter *https://blickpunkt-auge.de.*

Diabetisches Fußsyndrom

Als »Diabetisches Fußsyndrom« bzw. »Diabetischer Fuß« bezeichnet man Verletzungen am Fuß eines Diabetikers. Zu sehen sind Wunden und Gewebsschäden. Dahinter stecken über Jahre erhöhte Blutzuckerwerte, die Nerven sowie den Blutfluss im Fuß schädigen. Aufgrund der geschädigten Nerven spüren viele diese Verletzungen kaum und die Wunden heilen nicht von allein. Leider können die Verletzungen sehr tief und groß werden, wenn sie unbehandelt bleiben. Sie können sogar so schlimm werden, dass Zehen oder sogar der Fuß amputiert werden müssen.

Zirka 2 bis 10% der Diabetiker in Deutschland leiden an diesem Syndrom. Das entspricht etwa 160.000 bis 800.000 Betroffenen. Jährlich kommen bis zu 480.000 Menschen dazu. Das bedeutet, dass jeder dritte bis fünfte Diabetiker irgendwann im Leben mindestens einmal an einer schlecht heilenden Wunde am Fuß leidet.

Dann gibt es noch eine sehr gefährliche Form, den sogenannten Charcot-Fuß. Hier werden die Knochen im Fuß instabil, brechen leicht und der Fuß bleibt lebenslang verformt. Das erkennt man zum Beispiel daran, dass der Fuß plötzlich anschwillt, überwärmt ist und Schmerzen verursacht.

Es gibt viele *Faktoren, die das Auftreten dieser Probleme fördern:* Nervenschäden und folglich geringeres Gespür an den Füßen, in den Beinen sind die Gefäße verengt und geschädigt, die Blutzuckerwerte sind seit Jahren erhöht, die Gelenke sind wenig beweglich, die Schuhe sind von schlechter Qualität oder zu eng, die Stellungen der Füße sind falsch, die Zehennägel sind eingewachsen, die Hornhaut weist Schwielen und/oder Hühneraugen auf, Betroffene laufen gerne barfuß, die Fußpflege und/oder die Hygiene ist nicht ausreichend, Tabakkonsum und/oder Alkoholabhängigkeit, Adipositas.

Was ist zu tun?

Eingeschränktes Sehvermögen: Kannst du vorbeugen? Das funktioniert oft. Dafür musst du regelmäßig zum Arzt gehen.

Dann solltest du Deine *Füße täglich kontrollieren* und auf Druckstellen, Fehlstellungen oder Verhornungen achten. Gelblich-bräunlich verfärbte oder brüchige Nägel weisen auf einen Nagelpilz hin, den du behandeln lassen solltest. Kleine Verletzungen bzw. Wunden müssen desinfiziert und verbunden werden. Gegebenenfalls hilft ein Spiegel für die Unterseite der Füße.

Es ist auch möglich, dass die *Schweißdrüsen* nicht mehr richtig funktionieren. Dann verliert die Haut an Feuchtigkeit. Besonders die Haut an den Füßen ist dann anfälliger für Verletzungen. Das erklärt, warum eine gute Fußpflege so wichtig ist.

Wenn deine Füße keine Wunden haben, solltest du sie täglich mit einem lauwarmen Fußbad (etwa körperwarm) 3 bis 5 Minuten reinigen. Anschließend gründlich trocknen, vor allem zwischen den Zehen.

Die *Fußnägel* solltest du gerade kürzen, damit sie nicht einwachsen können. Am besten mit einer Feile und nicht mit einer Nagelschere, einem Nagelknipser oder einer Nagelzange. Eine möglicherweise vorhandene Hornhaut mit einem Bimsstein entfernen, keine Raspeln oder Rasierklingen einsetzen.

Die trockenen Füße regelmäßig mit einer Feuchtigkeitscreme oder einen Pflegeschaum mit Harnstoff (= Urea, 5–10%) eincremen. Keine fettigen Salben, Öle, Zinkpasten oder Puder benutzen. Socken oder Strümpfe (mit hohem Baumwollanteil!) täglich wechseln.

Die Schuhe sollten einen flachen Absatz haben und das obere Material weich sein. Selbstverständlich sind drückende Nähte im Inneren tabu! Besser nachmittags oder abends Schuhe kaufen gehen, da die Füße tagsüber anschwellen. Die Schuhe vorsichtig eingehen. Am besten erst einmal abwechselnd mit vorhandenem Schuhwerk, bis du und deine Füße sich an die Neuen gewöhnt haben.

Vorsicht: Folgen der geschädigten Nerven im Fuß: Oft können Diabetes-Betroffene Berührungen und Schmerzen in den Füßen nicht mehr so gut spüren. Deshalb bemerkst du oft nicht, wenn eine Wunde entsteht, und belastest sie dann so, dass sie immer größer und tiefer wird. Durch die Nervenschäden am Bein entstehen zum Teil auch Fehlhaltungen beim Gehen und Fehlstellungen der Knochen und Gelenke. So gibt es z. B. sogenannte Krallenzehen: Die Zehenspitzen zeigen nicht mehr nach vorne, sondern nach unten. Dadurch wiederum entstehen Druckstellen und Verletzungen an den Füßen.

Was geschieht beim Arzt? Beim Arzt werden jährlich beide Füße, Strümpfe und Schuhe angesehen. Hast du bereits Nervenschädigungen, erfolgt die Untersuchung zweimal im Jahr, hattest du bereits eine Wunde am Fuß, vierteljährlich. Dazu kommt ein Test der Hautgesundheit und Störungen an Nerven und Blutgefäßen.

Gefäßprobleme werden mit Hilfe der Untersuchung des Pulses am Knöchel und am Fuß getestet. Sind Probleme erkennbar, wird der Blutdruck am Arm mit dem der Beine verglichen. Es gibt auch die Möglichkeit, die Gefäße im gesamten Bein auf Engstellen und sogar die Geschwindigkeit des Blutflusses zu testen. Dabei hilft Ultraschall. Gegebenenfalls wird eine Kernspinaufnahme angefertigt.

Wie wird behandelt? Gibt es weder Druck- noch Fehlstellungen, Nervenschäden oder Gefäßerkrankungen, werden vorbeugende Maßnahmen erklärt. Bei Fehlstellungen kann man dir mit speziellen Einlagen oder mit orthopädischen Schuhen helfen. Warst du bereits einmal wegen einer schlecht heilenden Wunde am Fuß in Behandlung, können dir Diabetes-Schutzschuhe verordnet werden. Leider ist bei Fehlstellungen der Füße, die zu Druckstellen führen, sogar eine Operation erforderlich.

Sind Wunden vorhanden, werden sie fachgerecht versorgt. Dafür gibt es auch spezielle Wundauflagen, die oft dreimal wöchentlich ausgetauscht werden müssen.

Auch Antibiotika werden bei einer Entzündung eingesetzt. Eventuell musst du sogar im Bett bleiben, bis die Wunde verheilt ist.

Gibt es Schäden am Blutgefäßsystem, sind unter Umständen blutverdünnende Medikamente oder wiederum eine Operation erforderlich.

Reichen die ergriffenen Maßnahmen nicht aus, gibt es die Möglichkeit, mittels *Kaltplasma* eine schnellere Wundheilung zu erreichen. Vor einer Amputation besser eine ärztliche Zweitmeinung einholen.

Zur *Fußpflege* benötigst du beim diabetischen Fußsyndrom eine Podologin. Eine derartige Fachkraft kann der Arzt verschreiben, wenn bereits Schädigungen der Füße, Nerven oder Gefäße festzustellen sind. Das sind staatlich geprüfte Fachkräfte, die für eine medizinische Fußpflege erforderlich sind. Eine kosmetische Fußpflege ist etwas anderes. Die Podologin unterstützt bei der regelmäßigen und sorgfältigen Fußpflege. Außerdem kennt sie sich gut mit Diabetes aus. Damit kann man dem Diabetischen Fußsyndrom sogar vorbeugen.

Gehirn und Psyche

Ist dein Diabetes mellitus unzureichend eingestellt, kann sich das langfristig auch auf Gehirn und Psyche auswirken. Die Krankheit kann Stress, Depressionen, Gedächtnis- und/oder Ess-Störungen nach sich ziehen.

Diabetiker müssen täglich spezielle Regeln einhalten, um die Krankheit in Schach zu halten. So müssen sie regelmäßiges ihren Blutzucker messen, auf die Ernährung und ausreichende Bewegung achten. Das bestimmt den Alltag. Dazu kommt die Angst vor Folgeerkrankungen. Das nennt man den »Diabetes-Distress«.

Auch die Hormone sind beteiligt. Infolge der Dauerbelastung bildet der Körper verstärkt das Hormon Kortisol. Auch dieses erhöht den Blutzuckerspiegel, damit der Körper im Notfall ausreichend und schnell Energie hat. Auch das Appetithormon Ghrelin wird angeregt, mit der Folge von Lust auf Süßes und Kohlenhydrate, was erneut ein Grund für den Anstieg des Blutzuckerspiegels ist.

Aber es gibt viele erlernbare Möglichkeiten, um Distress zu reduzieren. Dazu zählt auch Bewegung. In Teil IX hast du erfahren, wie du gut mit Stress umgehen kannst.

Leider sind auch Depressionen häufig. Probleme, Bedenken sowie Ängste können im Zusammenhang mit Diabetes zur gefühlsmäßigen Überforderung führen. Man weiß, dass Diabetiker öfter Ängste haben und etwa zweimal so oft Anzeichen für eine Depression aufweisen wie gleichaltrige Stoffwechselgesunde. Man nimmt an, dass nahezu 10% von einer »echten« Depression betroffen sind. Zirka 25% haben depressive Verstimmungen, Frauen öfter als Männer. In diesen Fällen nehmen dann auch oft die eigenen Diabetes-Behandlungen ab mit der Folge, dass der Blutzucker ansteigt und Folgeerkrankungen an Gefäßen, Herz, Augen und Nieren zunehmen. Das zeigt: Depressionen müssen behandelt werden.

Selbstredend ist nicht jedes Stimmungstief eine Depression oder depressive Verstimmung. Dauert die Niedergeschlagenheit jedoch über einen längeren Zeitraum an, also mehrere Wochen oder sogar Monate, kann eine Depression oder eine depressive Verstimmung vorliegen. Das darfst du nicht unterschätzen. Dafür gibt es auch Fragebögen in den Arztpraxen, die beim Erkennen helfen.

Das ist deshalb so bedeutend, da Depressionen einer therapeutischen Hilfe durch einen Psychologen oder Psychotherapeuten bedürfen. Möglicherweise helfen auch Medikamente.

Typische Kennzeichen einer Depression sind: unglückliche Stimmung, du hast zu nichts Lust und spürst eine innere Unruhe, du kannst dich nicht konzentrieren, du hast Gefühle von Schuld und Minderwertigkeit, du hast grundlos Angst, du kannst nicht schlafen und hast keinen Appetit, du bist ganz verzweifelt und hast Selbstmordgedanken.

Leidet man unter Diabetes, kommt es häufiger zu Beeinträchtigungen der Gehirnfunktionen. Aber dem kann man entgegenwirken, indem man immer auf eine gute Einstellung von Blutzucker-, Blutdruck- und Blutfettwerten achtet, nicht raucht und sich so viel bewegt wie möglich. Soweit man es bislang weiß, ist Bewegungsmangel der häufigste Grund für eine spätere Demenz. Das gilt auch, wenn du nicht unter Diabetes leidest.

Auch schwere Unterzuckerungen sind gefährlich: Drei und mehr schwere Unterzuckerungen verdoppeln das Risiko für eine spätere Demenz.

Hauterkrankungen

Unterschiedliche, krankhafte Hautveränderungen beobachtet man bei fast 80% aller Diabetiker. Leider sind oft auch noch die mit der Haut in Verbindung stehenden Gewebe wie Sehnen, Bindegewebe, Gelenke und Unterhautfettgewebe in Mitleidenschaft gezogen. Auch hier gibt es wieder eine wesentliche Ursache: der langfristig erhöhte Blutzuckerspiegel. Schaffst du es, die Blutzuckerwerte dauerhaft in einen normnahen Bereich zu bekommen, können die Hautprobleme verschwinden oder zumindest langsamer fortschreiten.

Das Problem sind auch antidiabetische Medikamente. Man weiß inzwischen, dass bei Diabetikern mit deutlich zu hohen Blutzuckerwerten öfter und schlimmere Hautveränderungen auftreten als bei Menschen, die ihren Blutzuckerspiegel im Griff haben.

Vorsichtshalber sollten Diabetiker täglich ihre Haut kontrollieren und pflegen. Beobachtest du Hautveränderungen, sprich mit einem Hautarzt oder gegebenenfalls mit deinem Diabetes-Team darüber.

Wie kommt es zu einem höheren Risiko?

Wie so oft sind zu hohe Blutzuckerwerte die Ursache. Dadurch kommt es zu Vorgängen im Körper, die die Immunantwort auf Krankheitserreger (Bakterien, Viren und Pilze) ändern und zu diversen Problemen in den Haut-, Bindegewebs- und Fettzellen in und unter der Haut führen. Dazu kommen hohe Blutfett- und Harnsäurewerte, die die Probleme verstärken.

Wie es zu den Hauterkrankungen kommt, weiß man derzeit gar nicht so genau. Häufig hat die sogenannte »Verzuckerung« von Eiweißen, Fetten und Erbsubstanz eine bedeutende Rolle. Dies kann die Struktur und Funktion der Haut ändern. Damit kann sie mit schuld an der Entstehung von Schäden an den Blutgefäßen sein. Die Erkrankungen der Blutgefäße und Störungen der Nervenfunktion (man nennt das fachlich periphere und autonome Polyneuropathie) machen dann – neben einer Schwächung des Immunsystems – die betroffenen Personen auch noch für Bakterien- und/oder Virenbefall etc. und eine schlechte Wundheilung anfällig. Auch hohe Insulinspiegel verschärfen das Problem. Zusätzlich wirken sich zu hohe HbA1c-Werte störend auf die Wundheilung aus.

Eine wichtige Frage lautet natürlich: Kannst du vorbeugen?

Ja, du kannst durchaus vorbeugen. Dazu gehört eine gute Blutzuckereinstellung. Zusätzlich musst du deine Blutfette, die Harnsäure und andere Risikofaktoren im Auge behalten.

Es ist wichtig, die Hautveränderungen möglichst rasch

zu entdecken und behandeln zu lassen. Die Hände solltest du sauber halten, aber nicht zu oft durch häufiges Waschen mit Seife austrocknen. Nutze normale Hautlotionen und/ oder harnstoffhaltige Cremes und Salben. Auch zu heiße Bäder und Duschen schaden deiner Haut.

Wie du schon gelesen hast, sind auch deine Füße wichtig. Lotionen, Cremes oder Salben – außer es sind Medikamente gegen Pilzinfektionen – darf man nicht im Zwischenzehen- und Nagelbereich – also zwischen den Zehen auftragen, sonst wird es dort zu feucht und das fördert das Wachstum von Pilzen.

Vorsicht ist *bei folgenden Symptomen* geboten: ungewohnte neue Veränderungen deiner Haut, es juckt andauernd, du beobachtest eine starke Hornhautbildung an den Füßen, die Wundheilung funktioniert auch bei kleinen Wunden nur schlecht. Die Stelle, an der du die Insulininjektion vorgenommen hast, ist rot und angeschwollen. Dir fallen verschiedene Probleme an Händen und Füßen auf. Das sind beispielsweise Gelenksteifigkeit, Schmerzen bei Bewegung der Hände oder Füße, Verhärtungen im Handflächenbereich.

Medikamente und ihre Folgen

Leider ist es möglich, dass die Wirkstoffe, die uns eigentlich helfen sollen, allergische Reaktionen verursachen. Das erkennst du an Rötungen der Haut, Quaddelbildung sowie Juckreiz. Sogar Hautausschläge, die eine größere Fläche betreffen, sind möglich.

Metformin hilft zwar bei Akne, aber eine grau-braune Verfärbung der Haut ist ebenfalls möglich, fachlich als Acanthosis nigricans bezeichnet.

Sulfonylharnstoffe und *Insuline* können nach Alkoholgenuss und Sonnenbaden eine starke Hautrötung mit trockenen, juckenden Stellen verursachen. In der Regel verschwindet diese Erscheinung jedoch nach etwa einer Stunde wieder.

Nebenwirkungen durch Insuline sind aufgrund von besserer Reinigung und Anwendungssysteme wie Pens selten geworden. Allerdings kann sich das Unterhautfettgewebe an der Einstichstelle röten. Das kannst du verhindern, indem du die Einstichstelle bei jeder Anwendung änderst. Aber auch der Insulin-Zufuhrkatheter, dessen Spitze im Unterhautfettgewebe angebracht wird, kann zu deutlichen Reizungen der Haut und Eiterung führen. Hier beugst du vor, indem du den Katheter regelmäßig und unter keimfreien Bedingungen austauschst.

Wendest du die *Kontinuierliche Gewebezuckermessung (CGM)* an, können zwar selten, aber doch, *Hautirritationen* auftreten. Sie entstehen, wenn der Klebemechanismus, der das Monitoring-System an Ort und Stelle hält, mehr als eine Woche am Stück getragen wird. Dann kann sich die Haut röten, oder sie juckt und wird empfindlicher. Auch die Klebstoffe können jucken bzw. sich entzünden.

Befall durch *Bakterien und/oder Pilze:* Mikroorganismen wie Bakterien oder Pilze können – sogar relativ häufig – die Haut befallen, fachlich als Infektion bezeichnet. Dies tritt vorwiegend aufgrund dauerhaft hoher Blutzuckerwerte auf.

Es gibt zum Beispiel folgende bakterielle Infektionen: *Wundrose* (Erysipel): Man bemerkt dies an scharf abgegrenzten, roten Stellen der Haut, die sich obendrein schnell vermehren. Dazu können geschwollene Lymphknoten, Fieber, Schüttelfrost und Abgeschlagenheit kommen. Dies kann durch den Befall kleiner Wunden geschehen. Damit es nicht schlimmer wird und sich Blasen bilden bis hin zum Absterben von Hauptpartien (fachlich Nekrosebildung), möglichst schnell einen Hautarzt aufsuchen.

Zwergflechte (Erythrasma): Diese – scharf abgegrenzten – schuppigen Stellen treten vor allem in Hautfalten oder Hautteilen mit starker Schweißbildung (Achseln, Leisten-, Genital- und Analgegend, unter der weiblichen Brust) auf und sie verfärben sich rot-braun. Auch hier muss ein Arzt eingreifen, um einen weiteren Befall der Haut zu verhindern.

Pilzinfektionen: Candida-Befall: Der Hefepilz Candida albicans ist gut bekannt. Die Haut juckt, nässt und brennt. Derartiges findet man oft im Mund, in Hautfalten, an Haarwurzeln oder im Genitalbereich. Auch am unteren Ende der Finger- und Fußnägel – dem sogenannten Nagelfalz – treten Rötungen und schmerzhafte Schwellungen auf, fachlich Candida-Paronychie genannt.

Tinea (Dermatophytose, Mattenbrand): In den Zehenzwischenräumen können offene Stellen auftreten, selten auch an Haut und Nägeln. Auslöser sind sogenannte »Fadenpilze«. An den Zehen sieht man offene Stellen mit weißlichen Rändern. Wenn die Nägel befallen sind, nennt man dies Nagelpilz. Dieser verfärbt den Nagel und zerstört ihn allmählich, fachlich bezeichnet als »Onychomykose«.

Weitere Hautkrankheiten, die nicht durch Diabetes verursacht werden, jedoch häufig bei dieser Erkrankung vorkommen, findest du im Internet mit gesicherten wissenschaftlichen Daten unter: *www.diabinfo.de/leben/folgeerkrankungen.*

Hauterkrankungen sind bei Diabetes häufig und dieser Zusammenhang wird oft nicht erkannt. Du solltest also deine Haut regelmäßig selbst untersuchen und mögliche Rötungen oder andere Verfärbungen vom behandelnden Arzt ansehen lassen.

Oft hilft die übliche Einstellung des Blutzuckers, die regelmäßige Behandlung einer Wunde oder ein Medikamententausch. Sehr oft tritt Hauttrockenheit auf. Dann solltest du heiße Bäder oder Duschen meiden. Oft wird man gleichzeitig von einem heftigen Juckreiz geplagt. Ölbäder und harnstoff(Urea)-haltige Cremes und Lotionen regelmäßig auf die trockenen Stellen großzügig auftragen hilft oft schon. Ansonsten bitte den Hautarzt fragen.

Bei Pilzbefall gibt es entsprechende Medikamente. Die betroffenen Hautstellen gut säubern und pflegen. Kleidung, die mit den betroffenen Stellen in Berührung kommt, täglich wechseln und möglichst ab 60° C waschen. Bakterielle Infektionen ebenfalls vom Arzt behandeln lassen.

Hast du aufgrund der Klebstoffe (Acrylate) deiner Messsysteme Hautprobleme, müssen möglicherweise sogar Kortisoncremes oder -salben eingesetzt werden. Evtl. die Hilfspräparate wechseln.

Sei wachsam! – Weitere Erkrankungen

Es gibt zahlreiche Erkrankungen, die im Zusammenhang mit Diabetes auftreten können. Bleib in Kontakt mit deinem Arzt, aber achte auch selbst auf alles, was dir an deinem Körper auffällt!

Herz-Kreislauf-Erkrankungen

Zu den häufigsten Folgeerkrankungen des Diabetes gehören *Herz-Kreislauf-Erkrankungen.* Der Grund dafür ist die »Gefäßverkalkung« der Arterien. Das bedeutet, dass sich an der Innenwand von Blutgefäßen Fette, Cholesterin, Kalk und Bindegewebe anlagern. Die Fachbegriffe dafür heißen »Plaques« und die Gefäßerkrankung »Arteriosklerose«. Diese Anlagerungen spürt man lange nicht. Nehmen die »Verkalkungen« zu, ergeben sich Durchblutungsstörungen bis hin zum völligen Verschluss der Gefäße. Schließlich kann es zum Herzinfarkt kommen. Aber es hängt vom betroffenen Organ ab. So führen Durchblutungsstörungen im Gehirn zu Schwindel oder möglicherweise zu einem Schlaganfall. Am Herzen können es anfallsartige Schmerzen, ein Herzinfarkt oder eine Herzschwäche (die sog. Herzinsuffizienz) sein. Befinden sich die Durchblutungsstörungen in der Hauptschlagader, im Bauchraum oder den Beingefäßen, sind Schmerzen in den Beinen die Folge, auch genannt »Schaufensterkrankheit«, weil man aufgrund von Schmerzen immer wieder stehen bleibt, so als ob man Schaufenster betrachten wolle.

Lass deine Blutgefäße immer wieder untersuchen, auch wenn du unter Bluthochdruck und hohen Cholesterinwerten leidest. Damit kannst du einen Herzinfarkt, Schlaganfall oder Wunden an den Füßen verhindern. Leidest du unter Typ-2-Diabetes, solltest du dich ein- bis zweimal jährlich ärztlich untersuchen lassen, um die gefährlichen Erkrankungen und Risikofaktoren für Herz und Gefäße zu verhindern.

Herz-Kreislauf-Erkrankungen kannst du durch einen gesunden Lebensstiel vorbeugen, wie du dies im Laufe des Buches kennengelernt hast.

Hast du erste Anzeichen von Durchblutungsstörungen, wird bei Diabetes erst einmal der Blutzucker kontrolliert und gegebenenfalls optimal eingestellt, um Über- oder Unterzuckerungen zu verhindern. Bei hohen Blutdruck- oder Blutfettwerten werden auch diese Begleiterkrankungen behandelt. Hier sind ebenfalls wieder ein gesunder Lebensstil und gegebenenfalls ein Medikament wichtig. Dabei kann Metformin bei Diabetes und Übergewicht helfen. Je nach bereits vorhandenen Gefäßschäden ergeben sich weitere Behandlungen. Möglicherweise sind Medikamente oder sogar Operationen erforderlich.

Wenn du Genaueres zu den einzelnen Beschwerden wissen willst, findest du wissenschaftlich abgesicherte Daten unter: *www.diabinfo.de*.

Krebs

Es scheint, als würden Erkrankte mit Diabetes Typ 2 auch eher an Krebs erkranken als Gesunde. Umgekehrt können Krebserkrankungen (zum Beispiel Bauchspeicheldrüsenkrebs) Diabetes auslösen. Außerdem können bestimmte Krebs-Medikamente zu einem gestörten Zuckerstoffwechsel führen. Da die Zusammenhänge noch nicht klar erforscht sind, kann man nur das Übliche empfehlen: regelmäßig an Vorsorgeuntersuchungen teilnehmen und einen gesunden Lebensstil pflegen.

Diabetische Nierenerkrankung

Etwa 20 bis 40% der Diabetiker erkranken an den Nieren. In Deutschland sind etwa 42% der Typ-2-Diabetes-Patienten von einer eingeschränkten Nierenfunktion betroffen. Deshalb gehört die diabetische Nierenerkrankung zu den häufigsten Folgeerkrankungen des Diabetes.

Die Niere besteht aus verschiedenen Untereinheiten. Dabei haben die »Nierenkörperchen« eine bedeutende Aufgabe bei der Entgiftung des Körpers sowie der Regulierung des Wasser- und Salzhaushaltes. Diese sind aus vielen, sehr dünnen Blutgefäßen aufgebaut. Unser gesamtes Blut wird durch sie hindurchgeleitet. Substanzen wie zum Beispiel Salze, Harnstoff oder Schadstoffrückstände werden durch die feinen Gefäßwände der Körperchen aus dem Blut herausgefiltert und über unseren Harn ausgeschieden. Die größeren Bestandteile des Blutes, zum Beispiel Eiweiße und Blutkörperchen, können nicht durch die Wände der feinen Blutgefäße hindurch und bleiben so im Körper.

Gehst du rechtzeitig zum Arzt und achtest auf gute Blutzucker- und Blutdruckwerte, kannst du Nierenschäden hinauszögern und so manches Mal ganz verhindern. Ansonsten kann es sogar zum Versagen der Nieren kommen.

Achtest du nicht auf erhöhte Blutzuckerwerte, kann es geschehen, dass die Wände der feinen Blutgefäße in den Nierenkörperchen Schaden erleiden. Das bedeutet, dass Löcher in den Gefäßwänden entstehen und sie durchlässiger werden. Dann verlierst du Eiweiße über den Harn, die man darin nachweisen kann. Die Funktion der Nieren wird schlechter. Die Ärzte sprechen dann von einer sogenannten Niereninsuffizienz, also einer unzureichenden Leistung der Nieren.

Um die Nieren als Diabetiker gesund zu erhalten, musst du – wie so oft – auf deinen Blutzucker achten. Dazu gehört der Blutzucker-Langzeitwert (HbA1c-Wert), der zwischen 6,5 und 7,5% (48 bis 58 mmol/mol) liegen sollte. Hast du bereits Schäden an den Blutgefäßen oder kannst die Anzeichen einer Unterzuckerung nur schlecht erkennen, sollte der HbA1c-Wert besser Werte zwischen 7,0 und 7,5% (53 bis 58 mmol/mol) aufweisen.

Ein Risiko für die Nieren ist auch ein hoher Blutdruck, den du medikamentös behandeln musst. Leidest du unter Diabetes, sollte der diastolische (untere) Blutdruckwert etwa 80 mmHg betragen. Der systolische, also obere Blutdruckwert, sollte unter 140 mmHg liegen.

Selbstverständlich hilft ein gesunder Lebensstil – wie geschildert. Bei Nierenproblemen solltest du auch darauf achten, nicht zu viel Salz zu essen – hierzu am besten den Arzt fragen.

Auch jährlich zumindest eine Kontrolluntersuchung der Nierenfunktion inklusive Urintest auf Albumin ist zu empfehlen.

Wie erkennst du, dass du eine diabetische Nierenerkrankung hast? Eine diabetische Nierenerkrankung zu erkennen ist schwierig, denn zum einen beginnt sie schleichend, zum anderen verursacht sie keine Schmerzen. Oft genug entdeckt man sie zufällig, bei einer anderen Kontrolluntersuchung. Meist erkennt man sie erst, wenn man bereits eine fortgeschrittene Niereninsuffizienz hat. Dann verspürst du wahrscheinlich einen Juckreiz, du bist dauernd erschöpft oder müde, meist in Kombination mit Schlafstörungen, du kannst nicht mehr so viel leisten und dich nicht konzentrieren. Auch Muskelkrämpfe können dazukommen. Schließlich kommt es zur verstärkten Körperwassereinlagerung in den Beinen, Füßen und um die Augen (Ödeme). Du hast keinen Appetit, es ist dir übel bis hin zum Erbrechen.

Man kann eine mögliche Nierenerkrankung erst einmal erkennen, wenn man im Urin Albumin (ein spezielles Körpereiweiß) findet, fachlich als Albuminurie bezeichnet. Wenn die Nierenfunktion geschädigt ist, wird dieses spezielle Eiweiß ausgeschieden, während es im Gesundheitsfall zum erheblichen Anteil im Blut bleibt und kaum verloren geht. Dann hat man weniger als 20 mg in 1 l Liter Urin davon. Findet man 20 bis 200 mg pro l Urin bzw. 30 bis 300 mg pro Tag, wird das als Mikroalbuminurie bezeichnet. Das kann eine beginnende diabetische Nierenerkrankung oder eine diabetesunabhängige Nierenerkrankung bzw. eine andere Erkrankung sein, wie zum Beispiel des Herz-Kreislauf-Systems. Man misst dafür den Albumingehalt im Urin, am besten den ersten Morgenurin. Aufgrund möglicher Alternativkrankheiten misst man mehrmals.

Dann gibt es noch einen Albumin-Kreatinin-Quotienten im Morgenurin. Man stellt zusätzlich fest, wie viel Kreatinin (wird ausschließlich über die Nieren ausgeschieden) sich im Urin befindet. Hast du 30 mg Albumin pro g Kreatinin in zwei aufeinanderfolgenden Messungen innerhalb von 3 Monaten vorliegen, musst du von einer diabetischen Nierenerkrankung ausgehen.

Das Ziel bei der Behandlung ist ein Blutzucker-Langzeitwert von unter 7,0% (unter 53 mmol/mol), außer es liegen andere Faktoren wie die Wahrnehmungsstörung von Unterzuckerungen vor. Dann wird der Wert von den Ärzten entsprechend festgelegt.

Nicht alle Medikamente rund um den Zuckerstoffwechsel sind gleich gut zur Diabetes-Therapie geeignet, wenn eine Nierenerkrankung vorliegt. Dies wird von den Ärzten mit einberechnet. Generell sind Tabletten gegen Diabetes bei einer Nierenfunktionsstörung mit einer Filtrationsrate unter 30 ml pro Minute nicht mehr geeignet. Möglicherweise muss dann ein Nephrologe (Nierenspezialist) in die Behandlung mit einbezogen werden.

Ist die Nierenfunktion beeinträchtigt, können auch die Augen- und das Herz-Kreislauf-System beeinträchtigt sein, sodass hier mindestens einmal jährlich Kontrolluntersuchungen erfolgen sollten.

Parodontitis

Diabetes kann sich sogar auf die Zahngesundheit auswirken. Betroffen können das Zahnfleisch (fachlich »Parodont«) und die Kieferknochen sein. Man kann es nur schwer verstehen, aber eine Parodontitis kann sich auch noch auf die Erkrankungen an Augen, Nieren, Nerven und am Herzen auswirken.

Starke Schwankungen des Blutzuckers erhöhen zusätzlich das Risiko, an Parodontitis zu erkranken. Im Gegenzug kann sich eine gut behandelte Parodontitis positiv auf die Diabetes-Therapie auswirken und sogar den HbA1c-Wert reduzieren.

Hast du Diabetes, ist das Erkrankungsrisiko dreifach erhöht. Drei Viertel aller Diabetiker leiden unter Entzündungen an der Mundschleimhaut. Ein Drittel von ihnen hat sogar eine schlimme Parodontitis.

Kinder- und Jugendliche mit Typ-1-Diabetes können bereits in jungen Jahren eine Parodontitis bekommen, vor allem wenn ihr Diabetes schlecht eingestellt ist und erhöhte Blutzuckerwerte häufig auftreten.

Warum und wie bekommst du eine »Parodontitis«?

Hier sind Bakterien die Schuldigen: Sie entzünden das Zahnfleisch. Sie setzen ihre Tätigkeit langsam fort und unbehandelt führt dies zum Knochenverlust. Es bilden sich Taschen zwischen Zahnfleisch und Zahn. Dann können Eiter und Fisteln an den befallenen Stellen entstehen. Schließlich verlieren die Zähne ihren Halt, beginnen zu wackeln und fallen aus. Die Bakterien verursachen keine Schmerzen, sodass du das Voranschreiten der Entzündung oft nicht bemerkst. Aber du kannst die unangenehmen Zeitgenossen durch eine entsprechende zahnärztliche Behandlung sowie eine gute Mundhygiene stoppen und die Entzündung rückgängig machen. Allerdings ist das nicht mehr möglich, wenn die Zähne bereits wackeln. Jedoch kann ein guter Zahnarzt den Zustand in 85 bis 90% der Fälle durch eine entsprechende Therapie und gute Nachsorge stabilisieren.

Gehst du nicht regelmäßig zum Zahnarzt und lässt deine Zahnfleischentzündung behandeln, kommt es zu Parodontitis. Bei folgenden Anzeichen solltest du alarmiert sein: Du riechst unangenehm aus dem Mund, die Zahnhälse schmerzen, wenn kalte oder heiße Lebensmittel an die Zähne gelangen, das Zahnfleisch zieht sich zurück, ist geschwollen, gerötet oder blutet sogar, aus den Zahnfleischtaschen tritt Eiter aus, die Zähne werden locker oder wackeln, die Zähne verschieben sich, genannt »Zahnwanderung«.

Das Risiko für Parodontitis ist erhöht, wenn der HbA1c-Wert über 9% (also mehr als 74,8 mmol/mol) liegt. Ist der Blutzucker immer wieder hoch, kann dies den Blutgefäßen schaden und der Mundraum schlechter durchblutet werden. Dann wird der Zahnhalteapparat anfälliger für Infektionen und Entzündungen heilen schlechter ab. Ist der Diabetes schlecht eingestellt, kann der Zuckergehalt im Speichel erhöht sein und eine Mundtrockenheit (fachlich Xerostomie) auftreten. Dies erleichtert es den Bakterien, sich schneller zu vermehren und sie verursachen eine Zahnfleischentzündung bis hin zu einer Parodontitis. Weitere Risikofaktoren sind nicht ausreichende Mundhygiene, Rauchen, Stress, Übergewicht, genetische Veranlagung.

Du kannst dich mit Hilfe mehrerer Maßnahmen vor dieser Entzündung schützen: den Blutzucker möglichst immer im Normbereich halten und große Blutzuckerschwankungen vermeiden. Die Mundhygiene ist sehr wichtig: Mindestens zweimal täglich die Zähne putzen und täglich die Zahnzwischenräume mit Zahnseide oder einer Zwischenraumbürste reinigen. Solltest du eine Mundspülung nutzen, dann eine ohne Alkohol. Jährlich mindestens eine Zahnarztkontrolle und eine professionelle Zahnreinigung durchführen lassen. Dabei mit Hilfe des Parodontalen Screening Index (PSI) überprüfen lassen, ob eine Parodontitis vorliegt.

Zahnärzte oder Fachzahnärzte bzw. Spezialisten für Parodontologie entfernen zuerst den Zahnbelag. Ist die Entzündung schwierig, erhalten die Patienten möglicherweise auch ein Antibiotikum. Sind Zähne dabei, die keinen Kontakt zum Kieferknochen mehr haben, werden sie entfernt. Ist es ganz schlimm, muss ein Chirurg helfen. Im Anschluss daran müssen lebenslang regelmäßige Kontrollen und eventuell Nachsorgebehandlungen durchgeführt werden, damit auch eventuell vorhandene Zahnfleischtaschen gereinigt werden können.

Selbstverständlich müssen die Hausärzte und/oder die behandelnden Diabetologen über die Behandlung informiert werden, damit die Diabetes-Therapie optimal angepasst werden kann.

Und die Nerven … – Die diabetische Neuropathie

Als diabetische Neuropathie bezeichnet man verschiedene Krankheitsbilder rund um unsere Nerven. Diese sind durch Diabetes und damit zusammenhängende hohe Blutzuckerwerte geschädigt. Die Folge ist, dass bestimmte Körperfunktionen gestört sind. Sind mehrere Nerven geschädigt, spricht man von einer Poly (= viel), neuro (= Nerven) pathie (= Krankheit).

Nerven kannst du dir wie elektrische Kabel vorstellen, die unser Gehirn mit Muskeln, Sensoren in der Haut und anderen Organen verbinden. Darüber leitet das Gehirn Steuerungssignale bis in die kleinsten Einheiten unseres Körpers weiter. Auch in unserer Haut befinden sich kleine Messfühler, die Sinneswahrnehmungen über die Nervenbahnen an unsere Denkzentrale weiterleiten.

Die Nervenprobleme, die durch den Diabetes hervorgerufen werden, betreffen jeweils andere Fähigkeiten, sodass viele verschiedene Krankheitsbilder vorkommen. Generell unterscheidet man zwei Formen dieser Nervenkrankheiten:

- Periphere diabetische Polyneuropathie – das heißt: äußere Bereiche des Körpers betreffend, z. B. Nerven für die Bewegung der Muskeln oder für die Berührungsempfindlichkeit der Haut
- Vegetative diabetische Neuropathie – das betrifft Nerven, die unsere Organe steuern

Entsprechend der Lage der betroffenen Nerven treten Taubheitsgefühle oder Schmerzen in Füßen oder Händen auf. Vegetativ wäre zum Beispiel die Verdauung oder der Herzschlag. Zu Beginn bemerkt man die Neuropathie oft gar nicht.

Beim Typ-1-Diabetes kann man diese Erkrankungen mit Hilfe eines guten Blutzuckermanagements und einem gesunden Lebensstil verhindern. Beim Typ-2-Diabetes funktioniert das leider meistens nicht. Aber neue Erkenntnisse weisen darauf hin, dass ausreichend körperliche Aktivität nicht nur vegetative Nervenschäden, sondern auch die Symptome von peripheren Nervenschäden lindert, und zwar sowohl bei Menschen mit Typ-1-Diabetes als auch mit Typ-2-Diabetes.

Die periphere diabetische Polyneuropathie zeigt sich zum Beispiel dadurch, dass du Berührungen, Temperaturunterschiede oder Schmerzreize immer schlechter wahrnimmst. Bei etwa 50% der Betroffenen treten Missempfindungen wie Kribbeln, Pelzigkeit oder Brennen bis hin zu starken Schmerzen auf. Diese Missempfindungen bemerkst du oft erst abends, wenn du zur Ruhe kommst. Bewegung hilft oft. Das Problem ist auch, dass Verletzungen und Druckstellen an den Füßen oft nicht wahrgenommen werden. Deshalb entstehen öfters schwere, schlecht heilende Wunden an den Füßen. Mehr dazu findest du im Kapitel über das Diabetische Fußsyndrom.

Das Herz-Kreislauf-System kann ebenfalls von der vegetativen Neuropathie betroffen sein. Dann schlägt möglicherweise das Herz in Ruhe schneller als üblich. Die Anpassung an verschiedene Belastungsstufen fällt schwer. Die Folgen: Herzrhythmusstörungen und das Risiko für Schlaganfälle und plötzlichen Herztod ist höher.

Nervenprobleme im Magen-Darm-Trakt können Übelkeit, Völlegefühl, Durchfall oder Verstopfungen zur Folge haben. Möglicherweise entleert sich der Magen durch die Nervenschädigung zu schnell oder zu langsam. Im Grunde können alle mit der Verdauung zusammenhängenden Organe und Körperteile betroffen sein, wie Speiseröhre, Magen und Darm.

Besonders für Frauen sind Störungen beim Entleeren der Blase ein Problem und das betrifft auch die Sexualität. Dann spürst du nicht mehr, ob die Blase voll ist oder das Organ kann nicht mehr richtig entleert werden. Es gibt auch das Gefühl, ständig auf die Toilette gehen zu müssen, ohne dass die Blase voll ist. Unschwer vorstellbar, leiden viele Männer und Frauen in Folge der Nervenschäden an sexuellen Funktionsstörungen.

Ebenfalls unschwer vorstellbar, können noch viele weitere Funktionen von vegetativen Nervenschäden betroffen sein. Das betrifft zum Beispiel das Hormonsystem, die Schweißdrüsen oder die Steuerung der Augenbewegung.

Das Risiko solcher Gesundheitsstörungen ist bei Älteren höher, ebenso bei sehr langer Diabetes-Dauer und immer wieder erhöhten Blutzuckerwerten sowie den üblichen Verdächtigen wie mangelnde Bewegung und falsche Ernährung.

Hat man einen Diabetes Typ 2, untersuchen Ärzte einmal jährlich, um Nervenschäden frühzeitig zu entdecken. Nach genauer Betrachtung der Krankengeschichte mit Darstellung der eingenommenen Medikamente und Begleiterkrankungen werden die Beine und Füße genauer unter die Lupe genommen und die Beweglichkeit der Muskeln und Gelenke sowie die Empfindungsfähigkeit der Haut überprüft. Man kann sogar das Berührungsempfinden mit einfachen Mitteln testen: mit Watte oder einem festen Nylonfaden. Mit Hilfe eines spitzen Gegenstandes testet man das Schmerzempfinden etc.

Sind sich die Ärzte nach Anwendung dieser Verfahren nicht sicher, testet man noch die Nervenleitgeschwindigkeit, die sogenannte Elektroneurographie. Selten wird eine sehr kleine Haut- und/oder Gewebeprobe oberhalb des Knöchels entnommen, um zu untersuchen, ob die Haut weniger Nervenfasern aufweist als üblich.

Hast du Missempfindungen und Schmerzen, gibt es Medikamente, die die Symptome lindern können. Vorsicht ist geboten, da die üblichen Schmerzmittel, die gegen Kopf-, Gelenk- oder Magenschmerzen eingesetzt werden, nicht geeignet sind. Es gibt jedoch bestimmte Medikamente, die direkt auf das Nervensystem wirken. Wichtig dabei ist, unterschiedliche Dosierungen zu testen, bevor man auf ein anderes Präparat ausweicht. Bei Nebenwirkungen musst du genau abwägen, inwiefern diese vertretbar sind oder nicht.

Neben diesen symptomatischen Therapien versucht

man auch, die Nervenschäden verursachenden Mechanismen direkt zu bekämpfen. Hier wird zum Beispiel die Alpha-Liponsäure eingesetzt. Sie ist frei verkäuflich und gut verträglich. Erste Studien zeigten einen günstigen Einfluss auf die Nervenfunktion und Symptome der peripheren diabetischen Polyneuropathie.

Psychotherapie kann helfen. Möglicherweise hilft eine elektrische Stimulation mit speziellen Geräten, TENS (Transkutane elektrische Nervenstimulation) genannt, die Beschwerden zu lindern. Auch die örtliche Anwendung von Capsaicin-Pflastern kann helfen. Capsaicin gewinnt man aus Chili-Schoten. Auch regelmäßige Physiotherapie kann bei Muskelschwäche, Bewegungsstörungen oder Lähmungen helfen. Wenn möglich, solltest du dich regelmäßig bewegen, um zu verhindern, dass Muskeln übermäßig abgebaut werden.

Es gibt weitere Behandlungsmöglichkeiten – je nach betroffener Körperstelle. Zum Beispiel helfen gegen Kreislaufprobleme und Schwindel ein auf die jeweilige Person angepasstes körperliches Training. Zusätzlich solltest du die eingenommenen Arzneimittel einer genauen Prüfung unterziehen, ob sie vielleicht die Symptome verstärken. Man weiß zum Beispiel, dass gewisse Betablocker und Antidepressiva diese Nebenwirkungen haben.

Bei Magen- und Darmproblemen hilft möglicherweise eine speziell an die Person angepasste Ernährungstherapie. Eventuell musst du statt 3 großen Mahlzeiten 5 oder mehr kleine essen. Fett zu reduzieren ist generell gesund, aber vielleicht musst du sogar weniger Ballaststoffe essen? Es gibt auch Arzneimittel, die die Magenbeweglichkeit unterstützen. Spritzt du Insulin vor den Mahlzeiten? Dann musst du darauf achten, dass durch die dadurch verlangsamte Verdauung keine Unterzuckerungen entstehen.

Funktioniert die Blase nicht richtig, gibt es zum einen

die Möglichkeit zu katheterisieren, vielleicht hilft es aber schon, das Wasserlassen auf bestimmte Uhrzeiten zu reduzieren oder sogar zweimal in einem kurzen Abstand hintereinander die Blase zu entleeren? Frage deinen Urologen auch nach Arzneimitteln. Möglicherweise kann eines helfen.

Auch bei sexuellen Problemen überprüft man besser die eingenommenen Arzneimittel – vielleicht können andere besser helfen? Auch den Hormonhaushalt solltest du kontrollieren lassen. Dies insbesondere bei Männern, deren Testosteronspiegel möglicherweise durch Diabetes niedriger ist.

Die schönste Nebensache der Welt? Sexuelle Funktionsstörungen

Leider bleibt auch dieser Lebensbereich nicht verschont. Sind es bei Männern beispielsweise Erektions-, Orgasmus- oder Ejakulationsstörungen, haben Frauen weniger Lust oder Schmerzen beim Geschlechtsverkehr.

Eine Erektionsstörung, auch erektile Dysfunktion genannt, gilt zusätzlich als Warnzeichen für ein erhöhtes Herz-Kreislauf-Risiko und sollte daher ärztlich abgeklärt werden.

Neben Medikamenten gibt es für Männer mechanische Erektionshilfen wie Vakuumpumpen. Es gibt noch weitere Möglichkeiten, wie gefäßerweiternde Substanzen in den Penis-Schwellkörper zu spritzen oder über die Harnröhre einzubringen. Angenehm sind die Methoden jedoch nicht und auch nicht nebenwirkungsfrei. Zur Not helfen Operationen. Fachärzte für Urologie können helfen. Adressen findest du im Internet unter »Impotenz.net«.

… und bei der Frau … Man weiß nicht viel und Genaueres, wie es Frauen hier geht. Aber man kann die Schmerzen beim Geschlechtsverkehr in den Griff bekommen: Man weiß, dass dieses Problem oft daran liegt, dass der natürliche Feuchtigkeitsgehalt in der Scheide reduziert ist. Dies kann dadurch bedingt sein, dass die Diabetes-Erkrankung nicht richtig eingestellt ist und daher auf Dauer Nerven und Blutgefäße geschädigt werden, die an der normalen Befeuchtung der Scheide beteiligt sind. Dadurch ist die Befeuchtung entweder verlangsamt oder fällt generell schwächer aus.

Abhilfe verschafft einmal das sogenannte Vaginal- oder Beckenbodentraining. Hier werden die Muskeln und die Durchblutung des Beckenbodens gestärkt, sodass sie bei Kontinenz- und Orgasmusproblemen helfen können. Bei einer trockenen Scheide können Gleitmittel helfen oder hormonell lokal wirksame Cremes mit dem Wirkstoff Estriol. Auch Sexualhormone in Form von Pflastern, Vaginalkapseln oder -tabletten kannst du unter ärztlicher Aufsicht (Urologe, Gynäkologe) anwenden.

Zur Vorbeugung von sexuellen Funktionsstörungen dienen die üblichen Verdächtigen: normnahe Blutzuckereinstellung, Blutdruck und Blutfettwerte, Gewichtskontrolle...

Möglicherweise kann eine Gewichtsabnahme oder die mediterrane Ernährung eine Erektionsstörung bessern oder sogar rückgängig machen. Insbesondere diese Ernährung gilt auch für Frauen und ihre Funktionsstörungen.

Blasenentzündungen

Leidest du unter Diabetes, hast du wahrscheinlich oft auch Blasenprobleme. Bei Männern ist es die Prostata, die Probleme macht. Die Folgen können Harninkontinenz, unzureichende Blasenentleerung und Blasenentzündungen sein. Frauen trifft es häufiger, bei Diabetes um mindestens 50 Prozent öfter. Sind die Nerven beeinträchtigt, kann dies Probleme beim Entleeren der Blase bedeuten. Der Harnverhalt bietet Bakterien einen Nährboden für Blasenentzündungen. Bei Frauen ist oft auch der Geschlechtsverkehr ein Problem. Um häufige Blasenentzündungen zu vermeiden, solltest du auf die richtige Pflege des Intimbereichs Wert legen:

Vor dem Geschlechtsverkehr mit fließendem Wasser waschen, dabei Seifen oder Intimwaschmittel meiden, die den Säureschutzmantel der Haut zerstören und die Bakterienvermehrung dadurch unterstützen.

Nach dem Geschlechtsverkehr möglichst schnell die Toilette aufsuchen zum Wasserlassen. Damit kann man Keime ausspülen.

Trinkst du ausreichend, hast du genügend Urin, um der Vermehrung der Bakterien Einhalt zu gebieten.

XV.

Der 5-Wochen-Plan und 10 Tipps zur Vorbeugung

Deutschlandweit erkranken tagtäglich fast 1.000 Menschen an Diabetes. Summa summarum ergibt das mehr als acht Millionen Erkrankte – die Dunkelziffer liegt bei etwa zusätzlichen zwei Millionen. Es wird viel an dieser Krankheit geforscht, aber jeder Einzelne kann vorbeugen, denn mit Hilfe eines gesundheitsbewussten Lebensstils kannst du das Risiko für die Entwicklung eines Typ-2-Diabetes senken. Dabei sind die Ernährungsweise, Bewegung und auch der Umgang mit Stress wichtig und sie entscheiden sehr oft, ob du die Krankheit bekommst oder nicht. Seine Lebensgewohnheiten zu ändern ist sicherlich nicht einfach, denn viele Gewohnheiten haben sich über den Lauf der Jahre fest etabliert. Jedoch zeigen wissenschaftliche Erkenntnisse, dass sich ein Umdenken rentiert. Sogar ein Typ-2-Diabetes kann in einem frühen Stadium durch Umstellung der Lebensgewohnheiten erfolgreich zurückgedrängt werden.

10 Tipps für dich

Zur Vorbeugung ist es nie zu spät! Folgende Ratschläge können dir eine Hilfestellung beim Gesundbleiben oder -werden sein:

1. *Wenig Stress:* Dies ist sehr wichtig, denn du solltest wissen, dass Stresshormone den Blutzuckerspiegel erhöhen und Stress in unserem Körper Botenstoffe aktiviert, die die Wirkung von Insulin hemmen. Auf diese Weise wird die Insulinresistenz verstärkt. Um dem Stress wirkungsvoll zu begegnen, hilft ein regelmäßiger Spaziergang – falls möglich in der Natur. Jedenfalls sind Pausen und Auszeiten wichtig, um gesund zu bleiben. Sport, ein gutes Buch oder ein Konzertbesuch können ebenfalls helfen, stressauslösende Gedanken zu vermeiden.
2. *Bewegung:* Bewegung hat viele positive Wirkungen. So beugt Sport Herz-Kreislauf-Erkrankungen vor, senkt den Blutdruck und hilft beim Abnehmen. Es sollte ein bisschen anstrengend sein und beginnt im Alltag: z. B. Treppensteigen (statt den Aufzug zu nehmen). Wenn du es ermöglichen kannst, fahr mit dem Rad zur Arbeit. Auch die berühmte Haltestelle, die man früher aussteigt und zu Fuß geht, hilft. Dank der »schnurlosen Telefone« kannst du beim Telefonieren aufstehen und durch die Wohnung gehen, denn jeder Schritt zählt! Besonders wirkungsvoll sind Kraftsport sowie Ausdauersportarten, z. B. Joggen, (Nordic) Walking, Radfahren, Schwimmen. Ein höheres Wohlbefinden wird deine Belohnung sein. Mindestens 30 Minuten täglich werden dir helfen, gesund zu bleiben. Die WHO empfiehlt mehr: 5 Stunden/Woche.
3. *Die ausgewogene Ernährung:* Das hört man so oft! Gemeint ist damit eine salz- und zuckerarme Ernährung mit viel Gemüse und wenig rotem Fleisch. Das eingesetzte Fett sollte hochwertig sein, Getränke ohne Zucker (s. Folgendes) sein und möglichst keine Fertiggerichte gegessen werden – allein schon aufgrund des Zuckers, der oft auch noch versteckt enthalten ist. Auch Alkohol ist nicht zu empfehlen. Wenn, dann in Maßen und gemeinsam mit einer kohlenhydratreichen Speise – zum Beispiel ein Vollkornbrot, denn der Blutzucker

kann infolge des Alkohols stark absinken. Außerdem wird empfohlen, vielseitig und wenig energiedicht (Fett und Alkohol enthalten viel Energie) zu essen. Studien zeigten, dass pflanzliche Kost Typ-2-Diabetes vorbeugen kann. Dies gilt insbesondere für Ballaststoffe. Sie helfen, einen gestörten Zucker- und Fettstoffwechsel zu korrigieren und die Wirkung des Insulins in vielen Organsystemen zu verbessern. Empfohlen werden 15 g Ballaststoffe am Tag. Eine Hilfe für die optimale Ernährung ist die Mittelmeer-Kost (s. Teil IV, Kapitel 5).

4. *Vorsicht Fett!* Vor allem Wurst ist sehr fetthaltig. Besser, du isst sie nicht täglich. Ebenso ist in etlichen Käsesorten viel Fett enthalten. Dagegen sind das in Fisch (z. B. Lachs, Thunfisch, Makrele) enthaltene Fett und Eiweiß sehr wertvoll.
5. *Keine süßen Getränke!* Leider sind süße Getränke gar nicht gut für die Bauchspeicheldrüse. Auch Cola und Fruchtsäfte sind verflüssigter Zucker, die den Blutzucker- und Insulinspiegel erhöhen und zu Übergewicht führen. Die Insulin-Resistenz wird ebenfalls gefördert. Damit können die süßen Durstlöscher zu Diabetes führen. Aber nicht nur die eigentlichen Süßgetränke, sondern sogar ihre süßstoffhaltigen Light-Versionen erhöhen das Risiko für Diabetes. Besser, du trinkst Wasser oder ungesüßte Tees.
6. *Abnehmen hilft enorm!* Zu viele Kilos auf die Waage zu bringen, zählt zu den größten Risikofaktoren für die Entwicklung eines Typ-2-Diabetes. Deshalb solltest du sie reduzieren, wann immer möglich – so schwer das mitunter ist. Besonders gefährlich ist ein großer Bauchumfang, denn er zeigt, dass sich im ganzen Körper Fett angesammelt hat. Wie du lesen konntest, spielt dabei die Fettleber eine große Rolle. Wann immer du es schaffst, dein Bauchfett zu reduzieren, hilft dir dies, Diabetes zu verhindern, zu verbessern oder zu heilen.

7. *Man glaubt es nicht, aber Kaffee hilft bei Diabetes!* Es ist noch gar nicht so lange her, dass man vor Kaffee warnte! Vom Gesundheitsschädling zum Naturheilmittel gegen alle Krankheiten? Tatsächlich zeigen Studien, dass die Bohnen eine schützende Wirkung vor Diabetes haben können (Näheres s. Kapitel »Gerüchte«).
8. *Nicht rauchen und Alkohol in Maßen.* Im Unterschied zum Kaffee ist Rauchen bzw. Nikotin ein bedeutender Diabetes-Risikofaktor. Gibt man das Rauchen auf, senkt man sein Risiko für Typ-2-Diabetes um satte 30 bis 50%! Eine der schädlichen Substanzen ist z. B. Kohlenmonoxid. Man vermutet, dass es sich schädlich auf das Fettgewebe und die Bauchspeicheldrüse auswirkt. Dadurch reagiert der Stoffwechsel mit einer reduzierten Insulinaktivität. Rauchen ist nicht nur der Blutgefäß-Killer schlechthin. Es ist auch krebserregend. Alkohol steigert die Blutzuckerwerte und schädigt die Nerven. Dazu kommt, dass er zu einer Alkohol-bedingten Fettleber führt. Ein bisschen darfst du täglich davon trinken: Frauen 10 g (z. B. 1 x 0,125 l Weißwein) und Männer 20 g (z. B. 0,5 l Bier).
9. *Auf den Blutdruck achten!* Ist der Blutdruck in Ordnung, ist auch das Risiko für gefährliche Folgeerkrankungen von Diabetes reduziert. Leidet man unter Bluthochdruck, erhöhten Blutzuckerwerten und einer Fettstoffwechselstörung (hohes LDL-Cholesterin), werden die kleinen (Nieren, Auge, Herz, Nerven, Gehirn) und die großen Blutgefäße (= Arteriosklerose) im Herzen, Gehirn, den Beinen und Nieren geschädigt.
10. *Schlaf ist so wichtig!* Man weiß schon nicht mehr, ob man überrascht sein soll, aber auch Schlafmangel und ein gestörter Schlaf haben eine negative Wirkung auf die Blutzuckerwerte, die Insulinwirkung und -ausschüttung. Auch schwere Schlafstörungen sind eng mit Diabetes verbunden. Was du dagegen tun kannst, findest du in Kapitel VII. 2 (Worauf solltest du achten).

Der 5-Wochen Plan

Oft genügen kleine Veränderungen im Alltag, um das Risiko für Diabetes und seine Folgeschäden deutlich zu verringern. Dafür entwickelte ich den 5-Wochen Plan. Zu Beginn brauchst du vielleicht nicht zu streng mit dir zu sein. Am besten, du tastest dich langsam voran. Aber es rentiert sich, den eigenen Lebensstil im Hinblick auf die Krankheit umzustellen.

Woche 1: Beginne auf die Figur zu achten!

Auf die Figur zu achten und abzunehmen kann bedeuten, dass du die folgenden 4 Wochen gar nicht bräuchtest, denn abnehmen kann Diabetes verhindern und möglicherweise sogar rückgängig machen! In Teil IV dieses Buches (Die Ernährung, mit der man Diabetes Typ 2 verhindern kann) findest du zahlreiche Tipps, wie du dir das Abnehmen erleichtern kannst. Neue Erkenntnisse zeigen, dass du gar nicht so viele Kilos abspecken musst, um Diabetes abzuschaffen!

Nutze diese Woche und die folgenden, um deine Figur zu verbessern. Du wirst sehen, das hilft!

Woche 2: Zucker vermeiden oder ersetzen

Dass Zucker das große Problem bei Diabetes ist, brauche ich dir gar nicht mehr zu erzählen. Aber es gibt fantastische Alternativen wie Erythrit oder Stevia, die unseren Haushaltszucker ersetzen können. In Teil IX. (Sich das Leben versüßen? Ja, aber besser nicht mit Zucker!) erfährst du, wie du dir das Leben ohne Zucker sehr erleichtern kannst.

Beginne so bald wie möglich, unseren Haushaltszucker durch zuckerfreie Alternativen zu ersetzen.

Woche 3: **Ernährung anpassen**

Mit Hilfe einer angepassten Ernährung kannst du erhöhte Blutzuckerwerte normalisieren. Lies dazu nach, welche Ernährung optimal ist, um deine Blutfettwerte in den Griff zu bekommen. Sieh dir das Kapitel über Mittelmeer-Kost an und versuche deine Ernährung auf dieser Basis umzustellen. Die Rezepte in diesem Buch können dir dabei helfen.

Woche 4: **Bewegung**

Wenn du dich immer schon bewegt hast: wunderbar. Sollte dies nicht der Fall sein, beginne mit einem Besuch bei deinem Arzt, damit du erfährst, wie du starten solltest, und fange vorsichtig an. Hilfreich dabei ist eine Gruppe. Vielleicht gibt es ja eine Diabetes-Gruppe in deinem Umfeld? Gibt es einen oder mehrere Sportvereine in deiner Umgebung, deiner Stadt oder deinem Ort?

Woche 5: **Termine fixieren**

Zum Abschluss nicht vergessen, die Termine zu fixieren: Wann überprüfst du die Blutzuckereinstellung? Regelmäßige Kontrollen beugen Folgeerkrankungen vor.

Wann und wie oft gehst du zum Arzt? Welche Ergebnisse bekommst Du? Passt das mit den Daten aus Teil III dieses Buches zusammen?

Behalte die Daten aus Teil III im Blick. Lege dir dazu einen separaten Kalender an, in dem du deine wichtigen Werte und die weiteren Arztbesuche notierst.

Anhang

Lexikon

ADI-Wert:

Im Prinzip werden alle Zusatzstoffe, zu denen Süßstoffe und Zuckeralkohole gehören, vor ihrer Zulassung durch umfangreiche Untersuchungen getestet. In Tierversuchen wird ermittelt, welche Mengen dieses Stoffes ein Mensch sein Leben lang täglich zu sich nehmen kann, ohne Schaden zu nehmen. Diese Menge bezeichnet man als den »ADI-Wert« (engl.: acceptable daily intake = akzeptable tägliche Aufnahme). Er wird in Milligramm pro Kilogramm Körpergewicht (mg/kg KG) angegeben.

Enzyme

Eiweißverbindungen, die dafür sorgen, dass die zahlreichen biochemischen Prozesse in Lebewesen in die für den jeweiligen Organismus vorteilhafte Richtung laufen. Kurz kann man sie auch als »Steuerungsstoffe« bezeichnen.

Sekundäre Pflanzenstoffe

Eine Fülle sehr unterschiedlicher Verbindungen, die nur in sehr geringen Konzentrationen (maximal bis zu einigen Gewichtsprozenten aller Inhaltsstoffe, den Wassergehalt bereits abgezogen), nur in Pflanzen (Ausnahme Milch) vorkommen. Sie üben beim Menschen eine medizinische Wirkung aus und sind Bestandteil zahlreicher Arzneimittel. Nehmen wir sie nicht zu uns, führt dies nicht zu akuten Mangelerscheinungen, aber es erhöht sich nach gängiger wissenschaftlicher Meinung langfristig das Risiko, bestimmte Krebsformen zu entwickeln. Es gibt mehr als 30.000 verschiedene Sekundäre Pflanzenstoffe. Davon kennen wir vermutlich etwa 40%.

Triglyceride oder Neutralfette

Man unterteilt die Blutfette in 2 Gruppen: die Triglyceride oder Neutralfette und das Cholesterin. Beide Stoffgruppen benötigt der Körper zum Leben. Er erhält diese Fette aus der Nahrung oder stellt sie in der Leber selbst her. Zum Gesundheitsrisiko werden sie erst, wenn zu viele davon im Körper vorliegen. Die Neutralfette findest du ebenso wie Cholesterin sowohl in sichtbarem Fett wie z. B. dem von Fleisch, als auch in sogenannten versteckten Fetten wie in Käse, Sahne, Butter und Speiseölen, die auch gesättigte Fettsäuren enthalten. Sie dienen im Körper als Speicherfette, die der Körper einlagert. Da auch erhöhte Triglyceridwerte auf eine Stoffwechselstörung hinweisen, werden sie bei einer Untersuchung der Blutfettwerte gemeinsam mit dem Cholesterin erfasst.

Quellen

Albert Schweitzer Stiftung: »Selbst-Wenn-Broschüre der Albert Schweitzer Stiftung«.- http://massentierhaltung.wordpress.com/2012/01/08/selbst-wenn-broschure-der-albert-schweitzer-stiftung/

Alles Wissen: Sendung des HR 6/23: Mehr Körperenergie trotz Stress; www.ardmediathek.de/video/alles-wissen/alles-wissen-vom-01–06–2023/hr-fernsehen/Y3JpZDovL2hyLW9ubGluZS8yMDM3NzI

AOK-Bundesverband GbR Berlin: Verschiedene Menschen, verschiedene HbA1c-Werte.- 11/23; www.aok.de/pk/magazin/koerper-psyche/stoffwechsel/hba1c-das-leben-mit-dem-langzeitzuckerwert/Stoffwechsel

AOK: Blutzucker: Die Bedeutung des Blutzuckers und die empfohlenen Normalwerte.- Gesundheitswelt der AOK Sachsen-Anhalt, Magdeburg, eingesehen 1/24; www.deine-gesundheitswelt.de/krankheit-behandlung-und-pflege/blutzucker

ARTE: »Die Mittelmeerküche – Rezepte für ein langes Leben«.- Film1/24; www.arte.tv/de/videos/104391–000-A/die-mittelmeerkueche-rezept-fuer-ein-langes-leben/

ARTE: »Die große Zuckerlüge«.- Dokumentarfilm aus Kanada, gesendet 8/17

Baumgarten M: Blutzuckerwerte: Alles, was Sie wissen sollten.- EAT SMARTER GmbH & Co. KG, Hamburg, 1/22; https://eatsmarter.de/thema/diabetes/blutzuckerwerte

Bayr. Rundfunk: aktiv und gesund.- Sendungen 1/24, München; www.br.de/br-fernsehen/programmkalender/sendung-3975464.html & www.br.de/br-fernsehen/programmkalender/ausstrahlung-3408570.html

Bundeszentrale für gesundheitl. Aufklärung: »Diabetesprävention«.- Köln, eingesehen 2/24; www.diabetesnetz.info/diabetes/

Deutsche Diabetes Stiftung: 11 Tipps zur Prävention.- Düsseldorf, eingesehen 3/24; www.diabetesstiftung.de/11-tipps-zur-praevention

DIGIMED Verlag GmbH, Redaktion: »Bauchspeicheldrüse – Anatomie und Funktion«.- Berlin, zuletzt aktualisiert: 3/17; www.krebsgesellschaft.de/onko-internetportal/basis-informationen-krebs/krebsarten/bauspeicheldruesenkrebs/anatomie-und-funktion.html

Die Ernährungs-Docs: Diabetes und Leberverfettung.- NDR, 3/23; www.ndr.de/fernsehen/sendungen/die-ernaehrungs-docs/Folge-41-Fettleber-Diabetes-Kopfschmerzen-Hashimoto,ernaehrungsdocs620.html

Die Ernährungs-Docs: Fettleber.- RBB 6/23; www.ndr.de/fernsehen/sendungen/die-ernaehrungsdocs/Die-richtige-Ernaehrung-bei-Fettleber,ernaehrungsdocs836.html

Doc Fischer: Thema: Übergewicht und trotzdem gesund.- Sendung des SWR, 1/24; www.swrfernsehen.de/marktcheck/gesundheit/dick-und-gesund-warum-gewicht-nicht-alles-ist-104.html

Flemmer, Dr. Andrea: »Das Multi-Vitamin-Kochbuch« 11/03 & »Das Mineralstoff-Kochbuch«, 12/04: Verlag Neumann-Neudamm, Melsungen; Schlütersche Verlagsgesellschaft mbH & Co KG, Hannover: «Diabetes Ich helfe mir selbst«.- 8/18; »Bluthochdruck natürlich behandeln«.- 9/13; «Cholesterin natürlich senken«.- 8/16; Der Anti-Krebs Ratgeber.- 8/19; Die Autoimmunerkrankungen – Das kann ich selbst tun.- humboldt, 3/23; »Echt süß! Gesunde Zuckeralternativen im Vergleich« 10/11 & »Was kann ich überhaupt noch essen?« 6/24, VAK- Verlags GmbH, Kirchzarten bei Freiburg; Neustart für die Nieren – riva Verlag München, 4/20; »Schlafen Sie gut!«.- 1/15 & »Mediterrane Ernährung« 4/12.- Kneipp Journal, Bad Wörishofen; Welche Fette sind gesund?.- Die Med. Fachangestellten, 4/20, NWB Verlag GmbH und Co. KG Herne; Lecker essen wie im Urlaub, um jung zu bleiben – die mediterrane Küche.- kinderkrankenschwester, 2024, Max Schmidt-Römhild Verlag, Lübeck; Kaffee ist besser als sein Ruf.- Bauernblatt für Schleswig-Holstein und Hamburg, Rendsburg, 4/24

Frag den Professor Productions GmbH: Diabetes Themen und Fakten.- Düsseldorf, eingesehen 1/24; www.diabetes-deutschland.de/weristgefaehrdet.html

Gemeinschaftskrankenhaus Bonn: Erkrankungen der Bauchspeicheldrüse.- eingesehen 1/24; www.gk-bonn.de/gkbn/aktuelles/dialog/erkrankungen-der-bauchspeicheldruese/

Helmholtz Zentrum München, Neuherberg (Dt. Forschungszentrum für Gesundheit und Umwelt (GmbH) = DFG): Was erhöht das Risiko für Diabetes Typ 2?.- eingesehen 2/24, www.diabinfo.de/vorbeugen/bin-ich-gefaehrdet/was-erhoeht-das-risiko-fuer-typ-2-diabetes.html

Oraler Glukosetoleranztest (oGTT) & Diabetes: Folgeerkrankungen.- eingesehen 3/24; www.diabinfo.de/leben/typ-2-diabetes/grundlagen/diagnose.html#c202161 & www.diabinfo.de/leben/folgeerkrankungen.html

Jahn, E: »DIABETES TYP 2 – Wie Sie gezielt gegensteuern«.- Stiftung Warentest Berlin, 2. Aufl. 2014

Jenke: Das Zucker-Experiment: »Wie krank macht Zucker« & »Jenke. Live: Der Talk danach«.- pro Sieben, 11/23, www.prosieben.de/serien/jenke/zucker & www.joyn.de/serien/jenke-live-der-talk-danach

Kantonsspital Baden AG: 11 erstaunliche Fakten zur Bauchspeicheldrüse.- eingesehen 1/24; https://bauch.ksb.ch/die-behandlung/bauchspeicheldruese-fakten/

Mediq direkt Diabetes GmbH: Doch was ist das richtige Maß und wie sieht die richtige Ernährung aus?.- Dresden, eingesehen 2/24; www.mediqdirekt.de/blog/gesunde-ernaehrung-ist-wichtig

»Mein Leben«, Das Magazin nicht nur für Diabetiker: Magnetisches Gel heilt Wunden viel schneller.- 1/24, Wien; www.meinleben-diabetes.at/news/magnetisches-gel-heilt-wunden-viel-schneller

nahdran – Kommunikation für Gesundheit und Wissenschaft: Blutzuckerziele im Alter prüfen.- TK, Hamburg, 12/22; www.tk.de/techniker/gesundheit-und-medizin/behandlungen-und-medizin/diabetes/tk-plus-bei-diabetes-mellitus/blutzuckerziele-im-alter-pruefen-2141620?tkcm=ab

Oberländer T: Blutzuckerwerte und ihre Bedeutung.- Helios Kliniken GmbH, Berlin, eingesehen 3/24; www.helios-gesundheit.de/magazin/news/02/blutzuckerwerte/

Servus TV: P. M. Wissen.- Sendung mit Dr. Grömer, 4/23; Kabeljau, Dorsch: – wie hilft Kabeljau bei der Wundbehandlung? – auch bei Diabetes; www.servustv.com/wissen/v/aa-28wxhd3351w11/

Servus TV: P. M. Wissen: Warum wir schlafen müssen.- Sendung mit Dr. Grömer 6/23; www.youtube.com/watch?v=WmRXjrUn9kA

STADA Arzneimittel AG: Was ist Altersdiabetes?.- Bad Vilbel, eingesehen 2/24; www.diabetes.stada/was-ist-diabetes/ursachen-und-risikofaktoren/senioren

Sudhop R: »Straußenhaltung«.- BIOTHEMEN, Marxzell, 1/24; www.biothemen.de/Tier/gefluegel/strauss.html

TK: Wie kann ich Diabetes vorbeugen?.- Hamburg, eingesehen 3/24: www.tk.de/techniker/gesundheit-und-medizin/behandlungen-und-medizin/diabetes/wie-kann-ich-diabetes-vorbeugen-2013500

Thiel A.: Langzeit-Blutzuckerwert HbA1c: Welcher Zielwert passtzumeinemLeben?.-MedTriXGmbH,Wiesbaden,11/22; https://diabetes-anker.de/diabetes-grundwissen/langzeit-blutzuckerwert-hba1c-welcher-zielwert-passt-zu-meinem-leben/

Universitätsspital Zürich, Klinik für Gastroenterologie und Hepatologie: Welche Lebensmittel sind nicht gut für die Bauchspeicheldrüse?.- Zürich, eingesehen 2/24; www.usz.ch/fachbereich/gastroenterologie-und-hepatologie/angebot/bauchspeicheldruesenentzuendung-therapie/

Utopia GmbH: Gemüsebrühe selber machen.- München, eingesehen 6/24; https://utopia.de/ratgeber/gemuesebruehe-selber-machen/

Visite.- Sendung des NDR 7/22: Chronische Wunden mit Fischhaut behandelt: www.ndr.de/ratgeber/gesundheit/Wundheilung-mit-Fischhaut-vom-Kabeljau,fischhaut104.html

Visite.- Sendung des HR, 4/24, Ungesundes Sitzen; www.ndr.de/fernsehen/sendungen/visite/Visite-09042024,visite23692.html

Vollborn M & Georgescu V. D.: Die Joghurt-Lüge: Die unappetitlichen Geschäfte der Lebensmittelindustrie.- 8/06, Campus Verlag, Frankfurt a.M.

ZDFbesseresser: Tricks der Lebensmittelindustrie – weltweit.- Sebastian Lege deckt auf.- ZDF, Mainz, 6/23; www.zdf.de/dokumentation/zdfzeit/zdfbesseresser-tricks-der-lebensmittelindustrie-weltweit-100.html

Hilfreiche Adressen:

Diabetes-Portal DiabSite, Helga Uphoff: Redaktion, Kalckreuthstraße 6, D-10777 Berlin; Tel. +49 (0)30 – 214 789 14, mobil: +49 (0)163 – 439 16 09, E-Mail: h.uphoff@diabsite.de

Dr. Holger Diener, Krankenhaus Buchholz gGmbH; Chefarzt; Abt. f. Gefäß- und Endovaskularchirurgie, Wundkompetenzzentrum; Steinbecker Straße 44, D-21244 Buchholz; (04181) 13–12 01; www.krankenhaus-buchholz.de

Diabetes Selbsthilfegruppe B. B. E. e. V.; Postfach 1501, 50105 Bergheim/Rhein-Erftkreis, Telefon: (02271-) 63358, www.diabetes-rhein-erftkreis.de, E-Mail: Diabetes-Rhein-Erftkreis@web.de.

Leonhard Schmitz gibt »SWEETIE – DAS Zuckermagazin« heraus.

Deutscher Diabetiker Bund e. V. (DDB); Käthe-Niederkirchner-Straße 16, D-10407 Berlin; Telefon: 030 – 42 08 24 98 0,

Telefax: 030 / 42 08 24 98 20; E-Mail: info@diabetikerbund.de; Internet: www.diabetikerbund.de; Der DDB ist die größte Patientenorganisation für Diabetiker und ist ein kompetenter Ansprechpartner.

Deutsche Diabetes-Gesellschaft (DDG), DiabetesDE – Deutsche Diabetes-Hilfe (Dachverband Diabetes); Die Organisationen wollen die Anliegen der rund 6 Millionen Diabetiker in Politik und Öffentlichkeit vertreten. Man will die Vorbeugung und Versorgung der Betroffenen verbessern und die Forschung fördern.

DiabetesDE bietet das Diabetes-Gesundheitstelefon an und die Internetseite www.diabetes.org; Geschäftsstelle der DDG und der DDH-M; Albrechtstr. 9, D-10117 Berlin; Tel.: 030/2016770, E-Mail: info@diabetesde.org

Deutsche Diabetes-Stiftung (DDS); Gemeinnützige Stiftung zur Bekämpfung der Zuckerkrankheit. Hauptziel: Aufklärung der Bevölkerung über die Entstehung und die Risiken des Diabetes. Dort erhalten Sie den GesundheitsCheck Diabetes FINDRISK unter www.diabetesstiftung.de; Gaißacher Straße 18, D-81371 München; Tel.: 089 – 579 579–0, Fax: 089 579579–19, E-Mail: info@diabetesstiftung.de; dazu gehört die Stiftung »Der herzkranke Diabetiker«; E-Mail: info@der-herzkranke-Diabetiker.de, Internet: www.der-herzkranke-diabetiker.de

Bund diabetischer Kinder und Jugendlicher e.V. – Mein BdKJ e.V.; Fackelstr. 24, 67655 Kaiserslautern, Telefon: 0631 / 76488, E-Mail: kontakt@mein-bdkj.de, www.bund-diabetischer-kinder.de/html/information.html; Ziel: Diabetiker, unabhängig von Alter oder Diabetes-Typ in sozialen, medizinischen und psychologischen Fragen aktiv zu unterstützen.

Informationen zu rechtlichen Fragen: www.diabetes-und-recht.de

Rund um das »Rauchfrei« werden: Tipps und eine Broschüre um »rauchfrei zu werden« (»Ja, ich werde rauchfrei«) erhältst du bei der Bundeszentrale für gesundheitliche Aufklärung. du kannst sie auch aus dem Internet holen unter www.bzga.de. Ein sogenannt »interaktives Ausstiegsprogramm« findest du unter »www.rauchfrei-info.de«. Auch das Rauchertelefon des Deutschen Krebsforschungszentrums hilft: montags bis donnerstags von 15 – 19.00 Uhr, freitags von 14 – 18.00 Uhr, Tel.: 06221/424200. In Österreich findest du Ansprechpartner unter der Wiener Nummer 01/585 8444

Deutsche Diabetes Föderation e.V. (DDF); Wachsmuthstraße 20/21, D-13467 Berlin; www.ddf.de.com, info@ddf.de.com,Tel.: +49 (0) 30 12088170

Der Bundesverband Deutsche Diabetes Föderation e.V. (DDF) ist die größte Selbsthilfeorganisation von und für Menschen mit Diabetes.

Diabetes-Kids.de (Michael Bertsch); Sudetenring 60, D-63303 Dreieich; Tel.: 06103 312 469, Fax: 06103 312 502, www.diabetes-kids.de; mit der Internetseite Diabetes-Kids soll der Zusammenhalt und Informationsaustausch zwischen Kindern und Jugendlichen mit Diabetes sowie deren Eltern gefördert werden; sie bietet eine bundesweite Suchfunktion unter anderem für Selbsthilfegruppen.

Österreich

Entsprechend dem deutschen Programm gibt es auch in Österreich das strukturierte Betreuungsprogramm «Therapie Aktiv«. Damit werden Diabetespatienten in regelmäßigen Abständen optimal betreut, um Folgeschäden der Krankheit zu verhindern. Ärzte, die daran teilnehmen findest du unter »www.therapie-aktiv.at«.

Österreichische Diabetikervereinigung (ÖDV)
Bundesservicezentrale
Moosstraße 18, A-5020 Salzburg
Tel.: 0662 / 82 77 22, Fax: 0662 / 82 92 22
oedv.office@aon.at, www.diabetes.or.at

sind Herausgeber der Zeitschrift »Mein Leben«
(http://meinleben-diabetes.at/)

Schweiz

Stiftung Ernährung und Diabetes
Beaulieustr. 88, CH-3012 Bern
Tel.: 0041/31/302 42 33, Fax: 0041/31/302 42 34
info@diabetes-ernaehrung.ch, www.diabetes-ernaehrung.ch

Buchtipps

Flemmer, Dr. Andrea: «Diabetes Ich helfe mir selbst«.- Schlütersche Verlagsgesellschaft mbH & Co KG, Hannover, 8/2018

Diabetes Typ II – im Volksmund auch Zuckerkrankheit genannt – ist eine Erkrankung, deren Zahl ständig zunimmt – und daran haben die Menschen oft keine Schuld. Die Krankheit ist nicht nur teuer in der Behandlung, sie verursacht auch sehr viel Leid und Folgekrankheiten, wenn man nicht weiß, wie man sich selbst dagegen wehren kann.

Diabetes Typ I ist angeboren. Dagegen kann man zwar etwas, aber nicht viel tun. Aber der sogenannte Altersdiabetes bietet viele Möglichkeiten aktiv zu werden – meist sogar ohne Medikamente – und sich selbst zu helfen. Und hier setzt dieser Selbsthilfe-Ratgeber an. Am wichtigsten ist eine Änderung der Ernährung, aber auch Bewegung ist erforderlich: Alles was du selbst tun kannst wird in diesem Buch zusammengetragen. Für das richtige Gewicht zu sorgen ist dabei extrem wichtig.